エビデンスに基づく

多発性囊胞腎

PKD

診療ガイドライン

2020

多発性囊胞腎(PKD)診療ガイドライン執筆者一覧

厚生労働科学研究費補助金難治性疾患等政策研究事業(難治性疾患政策研究事業)
難治性腎障害に関する調査研究班

研究代表者　成田　一衛　　新潟大学医歯学系腎・膠原病内科学

診療ガイドライン作成分科会

研究分担者　岡田　浩一　　埼玉医科大学腎臓学科
　　　　　　　　安田　宜成　　名古屋大学医学部腎臓内科　循環器・腎臓・糖尿病(CKD)先進診療システム学寄附講座

診療ガイドライン分科会　PKD-WG

リーダー　　土谷　　健　　東京女子医科大学血液浄化療法科
研究協力者　西尾　妙織　　北海道大学病院内科Ⅱ
　　　　　　　　三戸部倫大　　竹田綜合病院腎臓内科
　　　　　　　　市川　大介　　聖マリアンナ医科大学腎臓・高血圧内科
　　　　　　　　林　　宏樹　　藤田医科大学医学部腎臓内科学
　　　　　　　　本田謙次郎　　東京大学医学部腎臓・内分泌内科
　　　　　　　　中西　浩一　　琉球大学大学院医学研究科育成医学(小児科)講座
　　　　　　　　真壁　志帆　　東京女子医科大学腎臓内科
　　　　　　　　諏訪部達也　　虎の門病院腎センター内科
　　　　　　　　内山　清貴　　慶應義塾大学医学部腎臓内分泌代謝内科
　　　　　　　　倉重　眞大　　東京慈恵会医科大学腎臓・高血圧内科
　　　　　　　　仲谷　慎也　　大阪市立大学大学院医学研究科代謝内分泌病態内科学
　　　　　　　　古志　衣里　　小牧市民病院腎臓内科
　　　　　　　　関根　章成　　虎の門病院腎センター内科
　　　　　　　　石川　英二　　済生会松阪総合病院腎臓センター
　　　　　　　　尾形宗士郎　　藤田医科大学保健衛生学部看護学科
　　　　　　　　三浦健一郎　　東京女子医科大学腎臓小児科
　　　　　　　　浜　　武継　　和歌山県立医科大学小児科
　　　　　　　　金子　佳賢　　新潟大学医歯学系腎・膠原病内科
　　　　　　　　河野　春奈　　順天堂大学大学院医学系研究科泌尿器外科学講座
　　　　　　　　瀬田　公一　　京都医療センター腎臓内科
　　　　　　　　日高　寿美　　湘南鎌倉総合病院腎臓病総合医療センター
　　　　　　　　甲斐　平康　　筑波大学医学医療系腎臓内科学
　　　　　　　　嶋津　啓二　　大阪府済生会中津病院腎臓内科
　　　　　　　　武藤　　智　　順天堂大学大学院医学系研究科泌尿器外科学講座
　　　　　　　　花岡　一成　　東京慈恵会医科大学総合診療内科・遺伝診療部
　　　　　　　　片岡　浩史　　東京女子医科大学腎臓内科
　　　　　　　　堀江　重郎　　順天堂大学大学院医学系研究科泌尿器外科学講座

査読学会

日本泌尿器科学会，日本小児腎臓病学会，日本人類遺伝学会，日本脳神経外科学会，日本感染症学会，日本肝臓学会，日本 IVR 学会

査読者一覧

日本腎臓学会学術委員会
難治性腎障害に関する調査研究班　疾患登録・疫学調査研究分科会多発性嚢胞腎ワーキンググループ
同　診療ガイドライン分科会ネフローゼ症候群ガイドラインワーキンググループ

はじめに

　本ガイドラインは，平成29年〜31年(令和元年)度厚生労働科学研究費補助金難治性疾患等政策研究事業(難治性疾患政策研究事業)「難治性腎障害に関する調査研究」の診療ガイドライン作成分科会(岡田浩一分科会長)により作成されたものである.

　わが国ではIgA腎症，ネフローゼ症候群，急速進行性腎炎症候群および多発性囊胞腎の4疾患の診療指針(ガイドライン)がまとまったものとしては，平成20〜22年度，厚生労働省科学研究費補助金「進行性腎障害に関する調査研究」(松尾清一班長)で最初に作成され，平成23年に公表されている．ここではエビデンスを考慮しつつ専門医のコンセンサスに基づいた診療指針が作成された．その後，平成23〜25年度「進行性腎障害に関する調査研究」(松尾清一班長)では，腎臓専門医に標準的医療を伝え診療を支援するため，ガイドライン作成基準に則って4疾患のエビデンスに基づく診療ガイドライン2014が作成され発表された(木村健二郎診療ガイドライン作成分科会長).

　そして，平成26〜28年度の同研究班(松尾清一，丸山彰一班長)の診療ガイドライン作成分科会(成田一衛分科会長)では，内容を客観的に見直すことを意図し，各疾患の担当者を変更した．そのうえで，新たなエビデンスとともに日本腎臓学会および本研究班の腎臓病レジストリーから見出された新たな疫学データを入れて，各診療ガイドラインをアップデートした(エビデンスに基づく診療ガイドライン2017).

　今回の各診療ガイドラインは約6年ぶりに発表する全面改訂版であり，診療ガイドライン作成手順に則り，最新のエビデンスを盛り込み，また前回のアップデート版では課題として残されていた，医師以外の医療者や患者側からの意見も取り入れることを意図して作成した.

　なお，新たな難病医療提供体制として，厚生労働省難病対策課長通知「都道府県における地域の実情に応じた難病の医療提供体制の構築について」(平成29年4月14日)では，各都道府県単位で難病診療連携拠点病院の指定，難病診療分野別拠点病院，難病医療協力病院などの指定を行い，難病コーディネーターを配置することを通知した．そして，この体制においてそれぞれの難病ごとに拠点病院などへの紹介基準などを，診療ガイドライン内に記載することを推奨している．この点について，本研究班でも議論を重ねた．そもそもこの難病医療提供体制は，診断・療養が困難な稀少神経難病などを主に想定したものであり，一方本ガイドラインが対象とする腎臓病4疾患に関しては，診断そのものは専門医であれば比較的容易であること，難治例については日頃からの医療連携のなかで対処するものであり，特に全国一律の紹介基準というものは設定しがたいのが現状であることから，特別な記載は行わない方針とした.

　本ガイドラインは，主に腎臓専門医が利用することを想定して作成されたが，これらの腎疾患を診療する機会があるすべての医師の診療レベル向上にも有用と考える．作成にご協力頂いた皆様に深く感謝するとともに，本ガイドラインが日常の臨床に活用されることにより，わが国の腎疾患診療のレベルが向上し，それぞれの患者の予後とQOLが改善されることを願う.

2020年8月

厚生労働科学研究費補助金難治性疾患等政策研究事業

難治性腎障害に関する調査研究班

研究代表　**成田一衛**

診療ガイドライン作成分科会

研究分担者　**岡田浩一**

目　次

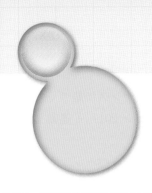

前　文

多発性嚢胞腎(PKD)診療ガイドライン 2020 作成小委員会
責任者　土谷　健

1. 本ガイドライン作成の背景

　常染色体優性多発性嚢胞腎(ADPKD)は最も多い遺伝性腎疾患であり，70 歳までに約半数が末期腎不全に至る．両側腎臓に多数の嚢胞が進行性に発生・増大し，さらに高血圧や，肝嚢胞，脳動脈瘤などを合併する．末期腎不全に至る前でも嚢胞感染や脳動脈瘤破裂など致死的な合併症を呈することがあり，その早期診断と対策の重要性が喫緊の課題として認識されている．常染色体劣性多発性嚢胞腎(ARPKD)の頻度は出生 10,000〜40,000 人に 1 例と推測され，新生児期に症候を示す．現在では，生後早期の適切な管理と末期腎不全治療の進歩により，重症肺低形成を伴う新生児以外は長期生存が可能になっている．

　わが国では「多発性嚢胞腎診療指針」が厚生労働省特定疾患対策研究事業進行性腎障害調査研究班より 1995 年に公表され，ついで 2002 年にその一部が修正された「常染色体優性多発性嚢胞腎診療ガイドライン(第 2 版)」が提示された．いずれも ADPKD に対する日常診療のわが国の指針となってきた．しかしその後嚢胞腎について多くの知見が得られたことから，2010 年に一般医およびメディカルスタッフを対象とした「多発性嚢胞腎診療指針」を作成した．さらに 2014 年，Minds のガイドライン作成指針に沿って，エビデンスに基づいた診療ガイドライン作成を目的として，clinical questions(CQ)方式を採用した「エビデンスに基づく多発性嚢胞腎(PKD)診療ガイドライン 2014」の作成が行われ，2017 年に改訂版として「エビデンスに基づく多発性嚢胞腎(PKD)診療ガイドライン 2017」が発刊された．

　今回，主に腎臓専門医が利用することを想定して臨床上重要な 4 つの CQ についてはシステマティックレビューを行い推奨提示した．また，それ以外の部分に関しては，文献的な情報を記述的に記載し，「エビデンスに基づく多発性嚢胞腎(PKD)診療ガイドライン 2020」を作成した．

2. 本ガイドライン作成の目的と，想定利用者および社会的意義

　「エビデンスに基づく多発性嚢胞腎(PKD)診療ガイドライン」は，多発性嚢胞腎(PKD)の診断と治療に携わる医師の診療指針となることを目的に作成された．腎臓専門医を主な対象として想定して作成したが，非専門医の日常診療にも役立つような情報を網羅した．

　本ガイドラインは PKD の診断・定義，疫学，検査について記述式で網羅的に記載した．さらに治療については，実臨床で重要であり，エビデンスが比較的にあり，かつ，システマティックレビューに値するエビデンスが集積している 4 つの CQ(clinical question)を選択し，その疑問に回答する形式でステートメントが記載されている．各ステートメントには推奨の強さとそれを裏付けるエビデンスの強さが明記されているが，これは後述するように Minds の「診療ガイドライン作成マニュアル」に準拠した形をとっており，実践的治療の現場での意思決定に役立つように工夫されている．CQ に取り上げられていない治療に関しては記述的に記載した．腎臓専門医の日常の疑問にできるだけ具体的に回答し，標準的医療を伝えることにより臨床決断を支援することを目的としている．また，一般医にとっては本書と「多発性嚢胞腎診療指針」を併用することで，嚢胞腎に対する理解がさらに深まり，専門医との連携がより円滑になることが期待される．さらに患者にとっては，疾患に対する理解が深まり，現在の治療についての疑問点を容易に解決する際の参考になることも想定される．

文献や海外の学会は多くの断片的な情報を与えてくれるが，それを統合し，わが国の医療レベルおよび実情に適した，個々の症例にとって最適な医療を提供することが専門医には求められる．当然そこには，経験豊富な専門家の見識や経験も加味されるべきであり，本ガイドラインでは単にエビデンスを伝えるだけではなく，可能な限り現実的で標準的な考え方が読者に対して伝わるように記載した．しかし，個々の症例に対して本ガイドラインをどのように適応するかは，各専門医にその判断が要求される．患者は決して画一的で硬直した診療を望んではいない．本ガイドラインも決して個々の診療行為を限定することを目的とするものではなく，柔軟な発想と理解で行う専門医療の助けとなることを期待したい．また，本ガイドラインは，医事紛争や医療訴訟における判断基準を示すものではない．この点を明記しておく．

3. 本ガイドラインが対象とする患者

すべての多発性嚢胞腎を対象とした．ADPKD は第 I～IV 章，ARPKD は第 V～VIII 章に記載した．それぞれ疾患概念・定義(第 I 章と第 V 章)，診断(第 II 章と第 VI 章)，疫学・予後(第 III 章と第 VII 章)，治療(第 IV 章と第 VIII 章)に分けて記載している．特にいずれの章も，性別，年齢にかかわらず参考にしていただきたい．ただし，妊娠に関する事項は原則として記載していない．

4. 作成手順

CQ は 4 つに絞り，Minds マニュアル(Minds 診療ガイドライン作成マニュアル Ver. 2.0，公益財団法人日本医療機能評価機構)に沿って，GRADE に準拠して推奨を策定した(詳細は 6. を参照)．

文献検索は，原則として 2018 年 12 月までとした．加えて，検索漏れが少なからず発生するため，ハンド・サーチでも必要な論文を選択した．

2020 年 2 月に，指定査読者に査読を依頼した．同時に，日本腎臓学会会員からも広くパブリック・コメントを求めた．この査読意見とパブリック・コメントに基づき，原稿を修正し最終原稿とした．本ガイドラインおよび査読意見とパブリック・コメントに対する回答は，日本腎臓学会のホームページ上に公開した．

5. 本ガイドラインの構成

本ガイドラインの内容は「エビデンスに基づく多発性嚢胞腎(PKD)診療ガイドライン 2017」と連動している．

構造化抄録は日本腎臓学会のホームページで閲覧できるようになっている．

6. エビデンスレベルの評価と，それに基づくステートメントの推奨グレードのつけ方

推奨決定においては，益と害のバランス，保険適用やコスト，実地臨床上のエビデンス・プラクティスギャップなども考慮して総合的に判断し，最終的には，WG 全員と非専門医師，患者代表 2 名が参加する会議メンバー全員の合意のすえ決定した．

各推奨には，Minds 診療ガイドライン作成マニュアル 2017 に準じて，推奨の強さと推奨が依拠するエビデンスの確実性(エビデンスレベル)を付与した．

推奨の強さは，以下の 2 段階で付与した．

「1」：強く推奨する(推奨する)

(推奨した診断法・治療によって得られる利益が，それによって生じうる害を明らかに上回る(あるいは下回る)と考えられる)

「2」：弱く推奨する(提案する)

(推奨した診断法・治療によって得られる利益の大きさは不確実である，または，それによって生じうる害と拮抗していると考えられる)

また，エビデンスのレベルは以下の 4 段階とした．

A(強)：効果の推定値に強く確信がある

B(中)：効果の推定値に中等度の確信がある

C(弱)：効果の推定値に対する確信は限定的である

D(とても弱い)：効果の推定値がほとんど確信できない

7. 資金源と利益相反

本ガイドラインの作成のための資金は厚生労働科学研究費補助金難治性疾患等政策研究事業「難治性腎障害に関する調査研究(代表 成田一衛)」班(平成 29～令和元年度)が負担した．主に各作成委員が使用する「文献管理ソフト」や「診療ガイドラインに関する書籍」等に使用された．費用削減のため，多くの会議は学会期間中などに限定した．本ガイドラ

インの作成委員には報酬は支払われていない．

　作成にかかわったメンバー全員（査読委員も含む）から学会規定に則った利益相反に関する申告書を提出してもらい，日本腎臓学会のホームページで公開している．利益相反の存在がガイドラインの内容へ影響を及ぼすことがないように，複数の査読委員や関連学会から意見をいただいた．さらに，ドラフトを公開しそのパブリック・コメントを参考にして推敲を進めた．

8. 難病の医療提供体制

　平成30年度からは地域の実情に応じ新たな難病の医療提供体制の構築および推進を図る目的で難病診療連携拠点病院，難病診療分野別拠点病院，難病医療協力病院が指定されている．ADPKDに関しては，これらの病院にかかわらず，診断が確定的もしくは疑わしい場合には適切な加療をするために是非専門医に紹介をしていただきたい．

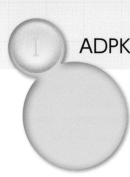

病因・病態生理

要 約

　常染色体優性多発性嚢胞腎(autosomal dominant polycystic kidney disease：ADPKD)は，両側腎臓に多数の嚢胞が進行性に発生・増大し，腎臓以外の種々の臓器にも障害が生じる，遺伝性腎疾患のなかでは最も頻度の高い疾患である．加齢とともに嚢胞が両腎に増加，進行性に腎機能が低下し，60歳までに約半数が末期腎不全に至る．

　遺伝形式は常染色体優性遺伝であり，変異アレルを有している場合，男女ともに発症する．両親が本疾患に罹患していなくても，新たな突然変異により発症する場合がある．

　原因遺伝子として*PKD1*(16p13.3)と*PKD2*(4q21)が知られ，80%が*PKD1*遺伝子の変異，15%が*PKD2*遺伝子の変異，残りの5%は両遺伝子の変異を検出できなかったか，その他の遺伝子の変異とされている[1].

解説

1. 体細胞変異(ツーヒット)

　両親のどちらかが同病患者の場合は，その変異アレルを受け継いで発症する．患者は変異アレルと正常アレルをもっているため，それを受け継ぐ確率は1/2である．これは生まれるときに決まるものであり，兄弟の数により変わるものではない．子全員が嚢胞腎になる場合もあり，その逆もありうる．

　しかし，変異アレルを受け継いだだけでは嚢胞は形成されない．患者では，体を構成するすべての細胞について，両親から受け継ぐ2つのアレルのうち，1つは変異アレルであるが，もう1つは正常アレルである．この場合，正常な*PKD*遺伝子が働いているため，嚢胞は形成されない．胎生期以後，腎臓の尿細管細胞において正常アレルに変異(体細胞変異)が起こる，すなわち尿細管細胞において2つの変異アレルをもつようになる(これをツーヒットあるいはセカンドヒットという)と，尿細管という管の大きさ(径)を調節するという本来の*PKD*遺伝子の働きを果たせず，管が拡がり，やがて嚢胞になる[1].

2. 発症年齢

　最近の報告では，患者の86%に15歳で嚢胞が確認されたとの報告がある[2].さらに嚢胞の増大程度を解析した結果，その増大速度は平均で17%/年であり，出生時に径1 mmの嚢胞は40歳で10 mmに達するものと想定されるという報告もある[3].顕微鏡的な嚢胞は胎内ですでに発生し，それが徐々に増大し，画像検査で確認できるようになる．しかし，通常何らかの症状が出てくるのは嚢胞が多数〜無数になり，腎臓自体が腫大してからである．30歳代あるいは40歳代まで多くは無症状で経過するが，小児期から高血圧を認める患者もいる[4].

3. 同一家系内での臨床症状の違い

　嚢胞の発生時期ならびにその進展は個人差があり，同じ家系のなかでも進行速度は異なる．

◆ 文献検索

　検索はPubMed(キーワード：ADPKD or autosomal dominant polycystic kidney disease, defini-

1

tion, disease concept)で，1992 年 1 月から 2018 年 9 月の期間で検索した．

◆ 参考にした二次資料

　なし

◆ 引用文献

1. Bergmann C, et al. Nat Rev Dis Primers 2019；4：50.
2. Reed B, et al. Am J Kidney Dis 2010；56：50-6.
3. Grantham JJ, et al. Clin J Am Soc Nephrol 2010；5：889-96.
4. Mekahli D, et al. Pediatr Nephrol 2010；25：2275-82.

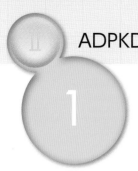

1 アルゴリズム

要 約

　図に ADPKD 診断のアルゴリズムを示す．ADPKD の診断における家族歴は重要だが，家族歴が確認できない症例も少なくない．また，家族歴がない場合でも新規に発症する可能性も報告されていることから注意が必要である．若年者の場合には診断基準に合致する十分な囊胞が確認できない場合もあり，再検査が必要である．アルゴリズムには，確定診断後の治療や対策についても，対応する本ガイドラインの CQ および項目を記載した．

解説

　最初の重要なポイントは家族歴の有無である[1,2]．家族歴確認後，高血圧などの ADPKD に合併する臨床所見の有無を確認し，次項で示す診断基準に該当するかを検討する．もし，家族歴もあり診断基準にも該当すれば ADPKD との確定診断は容易である[2]．しかし，家族歴を有する若年者で診断基準に該当しない場合には，30 歳を目安に再検査を行う．予期せぬ肉眼的血尿や腹痛，腹部膨満，腎機能低下のために画像診断を行い ADPKD と診断された症例のうち 15.3％は家族歴が確認できないと報告されている[3]．家族歴がない場合でも ADPKD を新規に発症する可能性も報告されていることから注意が必要である．家族歴もなく，ADPKD 非特異的臨床所見を有する症例では，Ⅱ-6 にて示すような鑑別すべき疾患を念頭に，鑑別診断を行う（図）．

　診断基準に該当しないといっても ADPKD を 100％否定することは難しい．本来であれば診断基準に遺伝子診断が加えられるべきであるが，残念ながら現状では遺伝子診断に課題が多く，実際に診断確定のために遺伝子診断を行える状況には至っていない．

◆ 文献検索

　検索は PubMed（キーワード：ADPKD or autosomal dominant polycystic kidney disease, algorithm, diagnosis, flow chart, flow diagram）で，1992 年 1 月から 2018 年 12 月の期間で検索した．

◆ 参考にした二次資料

　なし

◆ 引用文献

1. Barua M, et al. Semin Nephrol 2010；30：356-65.
2. Pei Y. Clin J Am Soc Nephrol 2006；1：1108-14.
3. Iliuta IA. J Am Soc Nephrol 2017；28：2768-76.

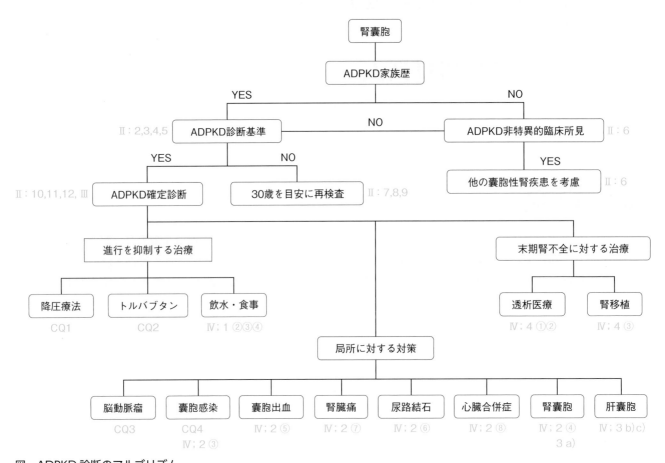

図　ADPKD 診断のアルゴリズム

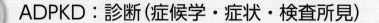

2 診断基準

要約

　表に ADPKD 診断基準（厚生労働省進行性腎障害調査研究班「常染色体優性多発性嚢胞腎診療ガイドライン（第2版）」）を示す．家族内発生が確認されている場合といない場合に分けた基準であること，超音波断層像だけでなく CT，MRI も嚢胞の評価方法として加えた基準であることが特徴である．多くの場合両側の腎臓に嚢胞が多発し診断は容易だが，一部診断に迷う症例もあり，本診断基準を参考に慎重な診断が求められる．ADPKD は常染色体優性遺伝形式であり，患者の子どもに50％の確率で遺伝する．したがって，遺伝子診断は診断確定に重要だが，現状では家族歴と両腎の嚢胞個数が診断基準となり，遺伝性疾患でありながら遺伝子診断は診断基準に含まれない．

解説

　多くは家族歴があり，画像検査（超音波・CT・MRI など）において両側の腎臓に多発する嚢胞を認め，診断は容易である．診断時に家族歴を認めない症例もあるが，特徴的な腎臓形態が認められれば診断可能であることが多い．家族歴を認めない孤発例と考えられる中には，家族歴が確認できていない症例が多く含まれており，遺伝ではなく de novo の PKD1，PKD2 遺伝子の PKD 遺伝子突然変異が原因となるのは全体の約5％にすぎない[1]．

　わが国の ADPKD 診断基準（表）では，家族内発生が確認されている場合といない場合に分けて基準を設けている．家族内発生が確認されていない場合，15歳以下と，16歳以上で基準が異なるが，若年ではまだほとんど嚢胞を認めない場合もあり，注意が必要である．単純性腎嚢胞との鑑別では，1個あるいは2個の単純性腎嚢胞がある確率は30歳以下で0〜0.2％，30〜49歳で2％，50〜69歳で11.5％，70歳以上で22％と報告されている[2,3]．別の MRI を用いた報告では，18〜29歳の11％，30〜44歳の51％，45〜59歳の93％に少なくとも1個の嚢胞を認めた[4]．

　通常は，その正診度と低コストから超音波検査による診断が基本である[5〜7]．しかし超音波検査で疑わしいときに通常は CT あるいは MRI 検査を用いる[8]．CT，MRI いずれも超音波検査より小さいサイズの嚢胞まで検出可能である[9]．

　残念ながら，診断基準に該当しないといっても ADPKD を100％否定することは難しい．ADPKD は最も多い遺伝子疾患であり，主に PKD1 と PKD2 が責任遺伝子として同定されている常染色体優性遺伝疾患である．したがって，本来であれば診断基準に遺伝子診断が加えられるべきであるが，残念ながら別項で述べるように現状では遺伝子診断に課題が多く，実際に診断基準に遺伝子診断を採用できる状況には至っていない．さらに，ADPKD と診断された患者の6〜11％には PKD1，PKD2 いずれの遺伝子変異も見つかっていないと報告され[10]，PKD1，PKD2以外の責任遺伝子の可能性も指摘されている．

　現在のところ，世界各国のガイドライン[11,12]では，遺伝子診断の標準的使用を推奨していない．しかし，Kidney Disease：Improving Global Outcomes（KDIGO）controversies conference では，家族歴のない症例で診断基準に該当しない少数の腎嚢胞を認

表　＜ADPKD 診断基準＞（厚生労働省進行性腎障害調査研究班「常染色体優性多発性嚢胞腎診療ガイドライン（第2版）」）

1. 家族内発生が確認されている場合
1）超音波断層像で両腎に各々 3 個以上確認されているもの
2）CT，MRI では，両腎に嚢胞が各々 5 個以上確認されているもの
2. 家族内発生が確認されていない場合
1）15 歳以下では，CT，MRI または超音波断層像で両腎に各々 3 個以上嚢胞が確認され，以下の疾患が除外される場合
2）16 歳以上では，CT，MRI または超音波断層像で両腎に各々 5 個以上嚢胞が確認され，以下の疾患が除外される場合

除外すべき疾患
☐ 多発性単純性腎嚢胞 multiple simple renal cyst
☐ 尿細管性アシドーシス renal tubular acidosis
☐ 多嚢胞腎 multicystic kidney（多嚢胞性異形成腎 multicystic dysplastic kidney）
☐ 多房性腎嚢胞 multilocular cysts of the kidney
☐ 髄質嚢胞性疾患 medullary cystic disease of the kidney（若年性ネフロン癆 juvenile nephronophthisis）
☐ 多嚢胞化萎縮腎（後天性嚢胞性腎疾患）acquired cystic disease of the kidney
☐ 常染色体劣性多発性嚢胞腎 autosomal recessive polycystic kidney disease

める場合や，腎移植のドナーになる可能性がある場合には遺伝子診断を推奨している[13]．さらに The Network for Early Onset Cystic Kidney Disease（NEOCYST）からの consensus statement によれば，小児に対しても，非常に早期に症状が発症した場合，遺伝子診断が推奨されている[14]．

◆ 文献検索

検索は PubMed（キーワード：ADPKD or autosomal dominant polycystic kidney disease, diagnostic criteria, diagnostic standard）で，1992 年 1 月から 2019 年 3 月の期間で検索した．文献 3 は期間外だが単純性腎嚢胞について貴重な論文であり加えた．

◆ 参考にした二次資料

なし

◆ 引用文献

1. Grantham JJ. N Engl J Med 2008；359：1477-85.
2. Ravine D, et al. Am J Kidney Dis 1993；22：803-7.
3. McHugh K, et al. Radiology 1991；178：383-5.
4. Nascimento AB, et al. Radiology 2001；221：628-32.
5. Belibi FA, et al. J Am Soc Nephrol 2009；20：6-8.
6. Barua M, et al. Semin Nephrol 2010；30：356-65.
7. Pei Y, et al. Adv Chronic Kidney Dis 2010；17：140-52.
8. Chapman AB, et al. Semin Nephrol 2011；31：237-44.
9. Pei Y. Clin J Am Soc Nephrol 2006；1：1108-14.
10. Lanktree MB, et al. Nephrol Dial Transplant 2019；34：1453-60.
11. Ars E, et al. Nephrol Dial Transplant 2014；29 Suppl 4：iv95-105.
12. Rangan GK, et al. Nephrology 2016；21：705-16.
13. Chapman AB, et al. Kidney Int 2015；88：17-27.
14. Coycott KM, et al. Nar Rev Genet 2013；14：681-91.

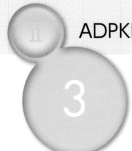

ADPKD の難病診断基準

要 約

　わが国では，2015 年より多発性嚢胞腎が指定難病とされ，平成 29 年度末時点で 8,011 例に対して特定医療費が受給されている．重症度基準 A（CKD 重症度分類ヒートマップで赤色部分），あるいは B（TKV 750 mL 以上かつ年間 TKV 増大速度 5% 以上）のいずれかを満たした場合が対象となる．

解説

　わが国では 2015 年から ADPKD が多発性嚢胞腎として難病に指定された．難病指定基準は，重症度基準 A（CKD 重症度分類ヒートマップで赤色部分：CKD ステージが判定できない生後 3 カ月未満は生後 3 カ月の基準に準じる）（表），あるいは B（TKV 750 mL 以上かつ年間 TKV 増大速度 5% 以上）のいずれかである．B に関しては，The European Renal Association-European Dialysis and Transplant Association（ERA-EDTA）[8]，カナダのエキスパートコンセンサス[9] も同様の推奨をしている．わが国の難病指定のために少なくとも年に 1 回は，腎容積計測のための CT または MRI 検査が必要となる．

　ADPKD に対する公的サポートは国により異なる．米国の公的保険はメディケア（高齢者向け）・メディケイド（低所得者向け）であり，他に公的サポートはない．欧州では医療費を 100% サポートしている国が多く，一部のサポートに留まる国でも，自己負担上限を定めており大きな患者負担はない．アジ

表

原疾患	蛋白尿区分		A1	A2	A3
糖尿病	尿アルブミン定量 (mg/日) 尿アルブミン/Cr 比 (mg/gCr)		正常	微量アルブミン尿	顕性アルブミン尿
			30 未満	30～299	300 以上
高血圧 腎炎 多発性嚢胞腎 腎移植 不明 その他	尿蛋白定量 (g/日) 尿蛋白/Cr 比 (g/gCr)		正常	軽度蛋白尿	高度蛋白尿
			0.15 未満	0.15～0.49	0.50 以上
GFR 区分 (mL/分/1.73 m²)	G1	正常または高値 ≧90			
	G2	正常または軽度低下 60～89			
	G3a	軽度～中等度低下 45～59			
	G3b	中等度～高度低下 30～44			
	G4	高度低下 15～29			
	G5	末期腎不全（ESKD） <15			

CKD 診療ガイド 2012 より引用

アでは，医療費の一定割合の自己負担を求める国が多い．

◆ 引用文献

1. Global Genes. RARE Diseases. Facts and Statistics.(https://globalgenes.org/rare-diseases-facts-statistics/)
2. Schieppati A, et al. Lancet 2008；371：2039-41.
3. Hayashi S, et al. Lancet 2008；372：889-90.
4. Liu BC, et al. J Public Health Policy 2010；31：407-20.
5. Kerr K, et al. BMC Nephrol 2019；20：320.
6. Soliman NA. Nephron Clin Pract 2012；120：c194-9.
7. Devuyst O, et al. Lancet 2014；383：1844-59.
8. Gansevoort RT, et al. Nephrol Dial Transplant 2016；31：337-48.
9. Soroka S, et al. Can J Kidney Health Dis 2018；5：1-15.

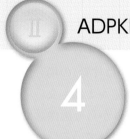

4　海外の診断基準

要約

　古くは 1984 年 Bear の診断基準以降，いくつかの診断基準が報告されている．年齢の分類，囊胞を診断する画像診断方法などにそれぞれ特徴がある．長く用いられてきた Ravine の診断基準では初めて年齢別の基準が示されたが，*PKD1* 家系のみを対象に作成された．*PKD1* のほうが末期腎不全に至るのは早く，囊胞の数も多いことから，Pei の診断基準では *PKD1* 家系に *PKD2* 家系も対象に加えて作成された．これらの診断基準は，超音波断層像と遺伝子診断を組み合わせた検証をもとに作成されており信頼性は高く参考にすべきだが，欧米人を対象としたエビデンスから作成されたものであり，日本人に適用可能か否か検証されていないことも考慮する必要がある．さらに，海外の診断基準にも必須項目として遺伝子診断が含まれるものはない．

解説

　表に Ravine の診断基準（1994 年）[1,2]，Pei の診断基準（2009 年）[3]を示す．海外ではいくつかの診断基準が報告され，古くは 1984 年 Bear の診断基準[4]（超音波断層像で片腎に 2 個以上，対側腎に 1 個以上確認されているもの）が報告されている．その後の海外からの診断基準も超音波検査による囊胞個数を中心としている[5~7]．また 1994 年には Ravine の診断基準[2]（表）が報告され，初めて年齢別の基準が示された．

　Ravine の診断基準では，15～29 歳で単純性腎囊胞を認めることは稀であることから，両腎あるいは片腎に 2 個以上あれば ADPKD と診断される．それ

表　ADPKD の超音波断層像による診断基準

年齢（歳）	基準	陽性予測値	陰性予測値
Ravine の診断基準			
15-29	囊胞が 2 個以上（両腎あるいは片腎）	99.2	87.7
30-39	両腎に各々 2 個以上	100	87.5
40-59	両腎に各々 2 個以上	100	94.8
≧60	両腎に各々 4 個以上	100	100
Pei の適格診断基準			
15-29	囊胞が 3 個以上（両腎あるいは片腎）	100	85.5
30-39	囊胞が 3 個以上（両腎あるいは片腎）	100	96.4
40-59	両腎に各々 2 個以上	100	94.8
≧60	両腎に各々 4 個以上	100	100
Pei の除外診断基準			
15-29	囊胞なし	96.6	90.8
30-39	囊胞なし	94.0	98.3
40-59	囊胞が 1 個以下（両腎あるいは片腎）	96.7	100

に対してより高齢の場合，非 ADPKD 症例であっても単純性腎嚢胞の頻度が上がるため，より多くの個数の嚢胞が基準となる[8]．前述したように ADPKD の責任遺伝子として *PKD1* と *PKD2* が知られている．*PKD1*，*PKD2* いずれの変異でも臨床症状は同じだが，*PKD1* のほうが末期腎不全に至るのは16～20 年早く，嚢胞の数も多い[9]．Ravine の診断基準[2]は長い間使われてきたが，この診断基準は *PKD1* のみを対象に作られた基準であることが問題とされてきた．そこで Pei ら[3]は，58 の *PKD1* 家系と 39 の *PKD2* 家系から，ADPKD と診断される前の子どもを，*PKD1* 家系で 577 例，*PKD2* 家系で 371 例を対象に，超音波にて，嚢胞の数を確認して診断基準を作成した(**表**)．この診断基準では陽性予測値はすべての年代で 100% だが，陰性予測値が 15～29 歳のみ 85.5%(14.5% は ADPKD であるにもかかわらず診断基準を満たさないことを意味する)と Ravine の診断基準による陰性予測値より低い．その理由は，Ravine らが「2 個以上」の嚢胞を認めれば大半の単純性腎嚢胞は除外できると考えているのに対し，Pei ら[3]は遺伝子診断で異常を認めない 30 歳未満の症例でも 2.1%(144 例中 3 例)に 1 個，0.7%(144 例中 1 例)に 2 個の嚢胞を認めたため，「3 個以上」を基準とするべきとしたためと思われる．また *PKD2* 遺伝子に変異を認める症例に対しては，特異度と陽性予測値は高いが，感度と陰性予測値が低い(15～29 歳；69.5%，78%；30～39 歳；94.9%，95.4%；40～59 歳；88.8%，92.3%)という問題がある．偽陽性が多い診断基準は腎移植のドナーとなりうる患者にとっては問題が多い．そこで Pei ら[3]は除外診断を提案している．この除外診断を適応すると，40 歳以上で嚢胞が 1 個以下(両腎あるいは片腎)の場合，陰性予測値 100%，30～39 歳で嚢胞が 1 個もない場合，98.3% であった．しかし，海外からも画像診断のみによる確定診断の限界が報告されている[10]．

海外の診断基準では超音波による診断基準だけのものもあるのに対して，日本の診断基準は前項で示したように家族内発症が確認されているかどうか，また超音波断層像だけでなく，CT，MRI における基準を示しているのが特徴である．しかし，年齢による分類は明確ではなく，検証は行われていない．

◆ 文献検索

検索は PubMed(キーワード：ADPKD or autosomal dominant polycystic kidney disease, diagnostic criteria, diagnostic standard)で，1992 年 1 月から 2018 年 12 月の期間で検索した．

◆ 参考にした二次資料
なし

◆ 引用文献

1. Ravine D, et al. Am J Kidney Dis 1993；22：803-7.
2. Ravine D, et al. Lancet 1994；343：824-7.
3. Pei Y, et al. J Am Soc Nephrol 2009；20：205-12.
4. Bear JC, et al. Am J Med Genet 1984；18：45-53.
5. Belibi FA, et al. J Am Soc Nephrol 2009；20：6-8.
6. Barua M, et al. Semin Nephrol 2010；30：356-65.
7. Pei Y, et al. Adv Chronic Kidney Dis 2010；17：140-52.
8. Pei Y. Clin J Am Soc Nephrol 2006；1：1108-14.
9. Harris PC, et al. J Am Soc Nephrol 2006；17：3013-9.
10. Pei Y, et al. J Am Soc Nephrol 2015；26：746-53.

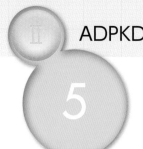

ADPKD：診断（症候学・症状・検査所見）

5 診断に必要な検査（遺伝子診断を除く）

要 約

　ADPKD 診断において必要な検査は，末期腎不全も含めた腎疾患・頭蓋内出血・脳血管障害の有無などの家族歴，高血圧，脳血管障害，尿路感染症，発熱，腰痛などの既往症，肉眼的血尿，腰痛・側腹部痛，腹部膨満，頭痛，浮腫，嘔気などの自覚症状，血圧，腹囲，心音，腹部所見，浮腫の有無などの身体所見，血液検査と尿沈渣，尿中蛋白定量などの尿検査，eGFR などの腎機能検査，頭部 MR アンギオグラフィを用いた頭蓋内動脈瘤のスクリーニングなどがあげられる．また，確定診断のために腎の画像診断は必須である．尿中 N-アセチル-β-D-グルコサミニダーゼ（NAG），尿中 β2-マイクログロブリン値などの尿細管逸脱酵素量の測定などは適宜行う．

解説

　診断は家族歴と画像診断による囊胞の確認による．超音波診断は簡便なために最も広く用いられている画像診断だが，重症度や進行度の評価は CT や MRI には劣る．画像診断についての詳細は本章 7 で述べる．

必ず行うべき検査（表）

（1）家族歴の聴取：家族歴を聴取し，家系図を作成する．家系図は，「医学部卒前遺伝医学教育モデルカリキュラム（2013 年 1 月）」（日本医学会，全国遺伝子医療部門連絡会議，日本人類遺伝学会，日本遺伝カウンセリング学会＜https://jbmg.jp/file/2015/news_130422.pdf＞）に示された記載法に従って作成する．特に，透析療法，移植も含めた腎疾患患者の有無，頭蓋内出血・脳血管障害患者の有無については詳しく聴取する．

　診断基準の項目でも示したように，家族内発生が確認されるか否かは診断にとって非常に重要である．昔からすべての ADPKD 患者の診断が適切に行われていたわけではない．例えば親が原疾患不明だが透析を受けていた，脳出血で急死したなどの家族

歴は，家族内発生を強く疑わせる．

（2）既往症の聴取：高血圧，脳血管障害，尿路感染症，発熱，腰痛

　現状でも，すべての症例が若年で診断されるわけではない．健診で高血圧を指摘されたことがある，頻回に発熱し尿路感染症と診断され抗生剤にて解熱した，慢性的に腰痛がある，などの所見は重要である．特に脳血管障害の既往は脳動脈瘤破裂が原因の可能性もあり確実に把握する必要がある．

（3）自覚症状の聴取：肉眼的血尿，腰痛・側腹部痛，腹部膨満，頭痛，浮腫，嘔気など．受診時にどのような症状を有しているか，上記のような ADPKD によるものと考えられる症状は重要である．

（4）身体所見

　①血圧測定：高血圧は末期腎不全に至るリスク因子である．受診時に測定するのみならず，自宅でも定期的に測定する習慣が重要である．腎機能が正常であっても上昇していることが少なくない．

　②腹囲測定：仰臥位で，臍と腸骨稜上縁を回るラインで測定する．

　③心音：ADPKD に合併する心疾患の有無．

表　ADPKD において必要な検査

必ず行うべき検査
(1) 家族歴：腎疾患(透析移植を含む)，頭蓋内出血・脳血管障害
(2) 既往歴：脳血管障害，尿路感染症
(3) 自覚症状：肉眼的血尿，腰痛，側腹部痛，腹部膨満，頭痛，浮腫，嘔気など
(4) 身体所見：血圧，腹囲(仰臥位で，臍と腸骨稜上縁を回るラインで測定する)，心音，腹部所見，浮腫
(5) 尿検査：尿一般検査，尿沈渣，尿蛋白/尿クレアチニン比
(6) 腎機能：血清クレアチニン値，推算 GFR
(7) 画像検査：腹部超音波検査，頭部 MRA
適宜行う検査
(1) 血液・尿検査：動脈血ガス分析，24 時間蓄尿による腎機能の評価
(2) 身体所見：鼠径ヘルニア
(3) 画像診断：MRI，CT，心臓超音波検査，注腸検査

④腹部所見：巨大な肝嚢胞，腎嚢胞では腹部膨満が著しい．

⑤浮腫の有無：心機能，腎機能低下により起こりうる．

(5) 血液・尿検査
①血算：貧血は腎不全の程度に応じて認められる．感染症による白血球増多などを確認する．
②血液生化学(総蛋白，アルブミン，Na，K，Cl，尿酸，尿素窒素，クレアチニンなど)：ADPKD に伴う腎機能のみならず全身状態の評価も行う．腎機能低下のある患者では血清クレアチニン値の上昇を認める．肝嚢胞があっても肝機能は正常であることが多い．
③尿検査一般，尿沈渣：血尿(尿潜血反応，顕微鏡的血尿)，円柱，蛋白尿，膿尿などの異常所見を確認する．
④尿中蛋白定量：ADPKD でも腎機能低下に伴い尿中蛋白が観察される．
(6) 腎機能検査：推算 GFR(mL/分/1.73 m^2)(eGFR $= 194 \times Cr^{-1.094} \times Age^{-0.287}$(女性は$\times 0.739$))[1]
(7) 画像検査
①超音波検査(腹部)：最も簡便な画像診断．
②頭部 MR アンギオグラフィ：頭蓋内動脈瘤のスクリーニング．
海外からは一部遺伝子診断も加えた診断のアルゴリズムが提唱されている[2~4]．ADPKD の診断は前

項の診断基準を満たすことが必須であるが，上記の情報も必要である．

適宜行う検査
(1) 血液・尿検査
①Ca，Pi：腎機能低下に伴うカルシウム代謝異常．
②動脈血ガス分析：腎機能低下に伴うアシドーシス．
③24 時間蓄尿による腎機能の評価：クレアチニン・クリアランス(蓄尿が必要であり，入院時に施行する場合は感染制御など risk-benefit balance を十分に考慮する)．
④尿中 N-アセチル-β-D-グルコサミニダーゼ(NAG)，尿中 β2-マイクログロブリン値などの尿細管逸脱酵素量の測定を定期的に行うことが望ましい．
(2) 身体所見：鼠径ヘルニアにも注意を払う．
(3) 画像検査
①MRI：次項参照
②CT：次項参照
③心臓超音波検査：心疾患(心臓弁膜症を含む)の有無，心臓弁の異常・逆流の評価に適した検査法．
④注腸検査：臨床的に大腸憩室が疑われる場合に行う検査法．

◆ 文献検索

検索は PubMed(キーワード：ADPKD or autosomal dominant polycystic kidney disease, testing, examination, inspection, checkup, laboratory diagnosis)で，1992 年 1 月から 2018 年 12 月の期間で検索した．

◆ 参考にした二次資料

なし

◆ 引用文献

1. Matsuo S, et al. Am J Kidney Dis 2009；53：982-92.
2. Pei Y. Clin J Am Soc Nephrol 2006；1：1108-14.
3. Mao Z, et al. F1000Res 2016；5：2029.
4. Chebib FT, et al. J Am Soc Nephrol 2018；29：2458-70.

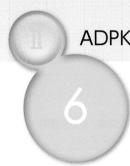

II ADPKD：診断（症候学・症状・検査所見）

6 鑑別診断

要約

　臨床症状や画像診断から，多発性単純性腎嚢胞，後天性嚢胞性腎疾患など非遺伝性嚢胞性腎疾患（**表1**）と，結節性硬化症など遺伝性嚢胞性腎疾患を鑑別する（**表2**）．特に結節性硬化症の30%は嚢胞腎以外の典型的な症状を欠き，ADPKDと診断されてしまう症例も少なくないといわれ注意が必要である．その他にも常染色体劣性多発性嚢胞腎（autosomal recessive polycystic kidney disease：ARPKD）はもとより，常染色体優性尿細管間質性腎疾患（autosomal dominant tubulointerstitial kidney disease：ADTKD），若年性ネフロン癆（juvenile nephronophthisis），口腔顔面指趾症候群（oral-facial-digital syndrome），多嚢胞腎（multicystic kidney），多嚢胞性異形成腎（multicystic dysplastic kidney），多胞性腎嚢胞（multilocular cysts of the kidney）などが鑑別すべき疾患として挙げられる．日常臨床で遭遇する鑑別すべき疾患には非常に稀な疾患も含まれ，腎嚢胞以外にそれぞれ特徴的な所見が報告されているが，診察時にそれらの所見が認められるとは限らず慎重な診断が要求される症例もある．

解説

　ADPKDとの鑑別疾患は遺伝性疾患と後天性疾患がある．鑑別すべき疾患のうち代表的な遺伝性疾患を**表2**に示す．ADPKD，ARPKDなど多くの遺伝性嚢胞性疾患はciliopathy（繊毛関連疾患）として知られている．現在まで25以上の繊毛関連疾患責任遺伝子が同定されている[3]（**表3**）．結節性硬化症

表1　主な非遺伝性腎嚢胞性疾患

疾患名	嚢胞数	嚢胞の分布と大きさ	嚢胞が見つかる年齢	鑑別に役立つ所見
多発性単純性腎嚢胞	少	大小不同の嚢胞，非一様に分布	すべての年齢	30歳未満は稀，加齢とともに増加
後天性嚢胞性腎疾患	少〜多	びまん性	成人	ESRDに先行して嚢胞形成
結節性硬化症	少〜多	比較的小さな（1-2 cm以下）嚢胞が一様に分布	すべての年齢	腎血管筋脂肪腫，皮膚病変，爪周囲線維腫，網膜過誤腫，心臓横紋筋腫
ARPKD	多	びまん性，小さな嚢胞	出生時	巨大腎，先天性肝線維症

表2　主な遺伝性腎嚢胞性疾患

疾患名	嚢胞数	嚢胞の分布と大きさ	嚢胞が見つかる年齢	鑑別に役立つ所見
多発性単純性腎嚢胞	少	大小不同の嚢胞，非一様に分布	すべての年齢	30歳未満は稀，加齢とともに増加
後天性嚢胞性腎疾患	少〜多	びまん性	成人	ESRDに先行して嚢胞形成

（文献13，17〜20）より改変）

表 3　主な遺伝性腎嚢胞性疾患の責任遺伝子

遺伝子	蛋白	細胞内局在	腎外症状
Autosomal dominant polycystic kidney disease			
PKD1	Polycystin 1	一次繊毛，デスモゾーム，接着斑，接着結合，tight junctions	肝，膵，精嚢の嚢胞形成，頭蓋内動脈瘤，くも膜嚢胞，大動脈瘤，僧帽弁逸脱症，腹壁ヘルニア
PKD2	Polycystin 2	一次繊毛，中心体，小胞体	PKD1 と同じ
Autosomal recessive polycystic kidney disease			
PKHD1	Fibrocystin	一次繊毛，apical membrane	先天性肝線維症，カロリ病
Tuberous sclerosis complex (autosomal dominant)			
TSC1	Hamartin	細胞質内ミクロソーム，細胞骨格	低色素斑，顔面血管線維腫，爪囲線維腫，シャグリンパッチ，網膜過誤腫，大脳皮質の異形成，脳室上衣下結節，星状細胞腫，リンパ脈管筋腫症
TSC2	Tuberin	細胞質内ミクロソーム，細胞骨格，polycystin 1 との相互作用	TSC1 と同じ
Von Hippel Lindau disease (autosomal dominant)			
VHL	pVHL	細胞質，小胞体，	中枢神経系 血管芽腫，内耳リンパ嚢腫，網膜血管腫，褐色細胞腫，膵神経内分泌腫瘍，膵嚢胞性病変，精巣上体嚢腫.
Autosomal dominant tubulointerstitial kidney disease：ADTKD			
UMOD	Uromodulin	太いヘンレのループ上行脚	若年性痛風
MUC1	mucin-1	遠位尿細管	特徴不明
REN	preprorenin	傍糸球体装置，遠位尿細管	中等度低血圧，AKI リスク，小児期貧血
HNF1B	hepatocyte nuclear factor-1b	腎，膵，肝	低頻度の両側腎嚢胞，膵委縮
ネフロン癆　Nephronophthisis (autosomal recessive)			
NPHP1-20, NPHP 1 L, N PHP 2 L, TRAF3IP1, AH11, CC2D2A		一次繊毛，中心体，接着斑，接着結合　など	網膜色素変性症(Senior-Loken syndrome)，眼球運動失調症(Cogan Syndrome)，遺伝性肝線維症，末梢骨形成不全(cone-shaped epiphyses)，小脳運動失調症，内臓逆位，心室中隔欠損症　など
Oral-facial-digital syndrome type 1 (X-linked)			
OFD1	OFD1	中心体	口腔内(舌裂，口蓋裂)および顔面，broad nasal root
Biedl-Bardet syndrome			
BBS1-BBS421	BBS proteins		肥満，知能障害，網膜色素変性症，慢性腎障害，性腺機能低下症，多指症・合指症
Hereditary angiopathy with neuropathy, aneurysms and muscle cramps (HANAC)			
COL4A1	COL4A1	細胞外 core matrisome	筋痙攣，脳小血管病，網膜細動脈蛇行，頭蓋内動脈瘤
Hyperinsulinemia with hypoglycemia and polycystic kidney disease (HIPKD)			
PMM2	phosphomannomu-tase-2		肝嚢胞，乳児高インスリン性低血糖，

(文献 13，17~20)より改変)

(tuberous sclerosis complex：TSC)の遺伝形式は常染色体優性遺伝で，その発症頻度は 10,000 人に 1 例である．その責任遺伝子は TSC1 と TSC2 が知られている．TSC1 の遺伝子産物は hamartin，TSC2 の遺伝子産物は tuberin でいずれも細胞質内ミクロソームや細胞骨格に関与する．TSC の約 20% に腎嚢胞を伴う[4]．顔面血管線維腫，爪周囲線維腫，白斑，粒起革様皮などの皮膚病変，網膜過誤腫，網膜血管筋脂肪腫，腎血管筋脂肪腫，てんかん発作，精神遅滞，大脳皮質結節，上衣下巨細胞星状細胞腫，心臓

表4　ADTKD の分類

責任遺伝子	推奨されている病名	従来の病名
UMOD	ADTKD-*UMOD*	UKD (uromodulin kidney disease)
		UAKD (uromodulin-associated kidney disease)
		FJHN (familial juvenile hyperuricemic nephropathy)
		MCKD2 (medullary cystic kidney disease type 2)
MUC1	ADTKD-*MUC1*	MKD (mucin-1 kidney disease)
		MCKD1 (medullary cystic kidney disease type 1)
REN	ADTKD-*REN*	FJHN2 (familial juvenile hyperuricemic nephropathy type 2)
HNF1B	ADTKD-*HNF1B*	MODY5 (maturity-onset diabetes mellitus of the young type 5)
		RCAD (renal cyst and diabetes syndrome)
不明	AADTKD-*NOS*	

（文献 13）より改変）

横紋筋腫，リンパ脈管筋腫症などの症状を特徴とする[2]．*PKD1* に隣接する結節性硬化症の責任遺伝子 *TSC2* と，*PKD1* の連続的な欠損は，TSC2/PKD contiguous gene syndrome と呼び，結節性硬化症と ADPKD 両方の症状が出現して，腎囊胞も結節性硬化症単独の場合より重篤で，幼児あるいは小児期から囊胞腎症状が重篤化し，通常20歳代には末期腎不全に至る[5]．また TSC の 30％は囊胞腎以外の典型的な症状を欠き，ADPKD と診断されてしまう症例も少なくないといわれている[1,6]．

フォンヒップル・リンドウ病の遺伝形式は常染色体優性遺伝で，その発症頻度は 50,000 人に 1 例である．25〜45％の症例に中枢神経系や網膜の血管芽腫，膵囊胞，褐色細胞腫，腎細胞癌をきたす[2]．海綿腎の発症頻度は 5,000 人に 1 例といわれ遺伝形式は明らかではない[2]．腎髄質石灰化症を合併し，静脈性腎盂造影では腎乳頭の paintbrush appearance が特徴的である[2]．ADPKD でも稀に生後 1 年以内に発症し，ARPKD と鑑別が難しいこともある[1,2,7]．

また autosomal dominant polycystic liver disease（ADPLD）も ADPKD との鑑別が必要である[8]．ADPLD の責任遺伝子は *PKD1* や *PKD2* とは異なる[9〜11]．従来は ADPKD と ADPLD の鑑別は腎囊胞の有無といわれていたが，腎にもわずかに囊胞が認められるにもかかわらず，腎機能が低下せず肝囊胞が進行していく症例もあり，鑑別に難渋することもある[12]．

常染色体優性尿細管間質性腎疾患（autosomal dominant tubulointerstitial kidney disease：ADTKD）は常染色体優性遺伝性疾患である．

Uromodulin (*UMOD*)，hepatocyte nuclear factor-1b (*HNF1B*)，renin (*REN*)，mucin-1 (*MUC1*) が原因遺伝子として指摘され，それぞれ ADTKD-*UMOD*，ADTKD-*HNF1B*，ADTKD-*REN*，ADTKD-*MUC1* と呼ばれている．従来は，責任遺伝子により様々な個別の病名（髄質囊胞性疾患，medullary cystic disease of the kidney：MCKD など）が使われていたが，Kidney Disease：Improving Global Outcomes (KDIGO) consensus では，統合して ADTKD の使用を強く推奨している（**表4**）[13]．腎囊胞の容積と個数は，疾患によってかなり異なる[13]．

Oral-facial-digital syndrome は稀な疾患であり，X 連鎖性遺伝であり患者は原則女性のみである．口腔内，顔面異形症，精神遅滞が発現する．OFD1 の 50％には多発性囊胞腎が認められ，40 歳で末期腎不全に至る[14]．多囊胞性異形成腎 (multicystic dysplastic kidney) は片側腎に発症し，囊胞壁の石灰化が著明である．

その他にも Bardet-Biedl syndrome，若年性ネフロン癆 (juvenile nephronophthisis) などの遺伝性腎囊胞性疾患が知られている[3]．遺伝性腎囊胞性疾患との鑑別には遺伝子診断が最も有用だが，いまだ実際の運用には課題も多い．しかし，次世代シークエンスの導入により難病の責任遺伝子同定が劇的に増加していることから，今後遺伝性腎囊胞性疾患の鑑別に運用できる日も遠くないと思われる[13]．

　後天性疾患には，多発性単純性腎嚢胞や後天性嚢胞性腎疾患がある．多発性単純性腎嚢胞との鑑別には苦慮することも少なくないが，若年では単純性腎嚢胞は稀であること，単純性腎嚢胞では腎実質に影響しない，つまり腎腫大をきたさないことなどが参考となる．後天性嚢胞性腎疾患は，CKD の 7%，末期腎不全の 20% に認められる[2]．両側性に多発腎嚢胞が認められ，腎機能が低下するにもかかわらず，腎容積は正常かあるいは縮小する．それに対して ADPKD では腎容積が通常大きくなるため，腎の大きさは両者の鑑別診断の一助となる[14]．

◆ 文献検索

　検索は PubMed(キーワード：ADPKD or autosomal dominant polycystic kidney disease, differential diagnosis)で，1992 年 1 月から 2019 年 9 月の期間で検索した．

◆ 参考にした二次資料
　なし

◆ 引用文献

1. Barua M, et al. Semin Nephrol 2010；30：356-65.
2. Pei Y. Clin J Am Soc Nephrol 2006；1：1108-14.
3. Dell KM. Adv Chronic Kidney Dis 2011；18：339-47.
4. Wolyniec W, et al. Pol Arch Med Wewn 2008；118：767-73.
5. Brook-Carter PT, et al. Nat Genet 1994；8：328-32.
6. Sampson J, et al. Am J Hum Genet 1997；61：843-51.
7. Fick GM, et al. J Am Soc Nephrol 1993；3：1863-70.
8. Hoevenaren IA, et al. Liver Int 2008；28：264-70.
9. Li A, et al. Am J Hum Genet 2003；72：691-703.
10. Davila S, et al. Nat Genet 2004；36：575-7.
11. Drenth JP, et al. Nat Genet 2003；33：345-7.
12. Pei Y, et al. Adv Chronic Kidney Dis 2010；17：140-52.
13. Eckardt KU, et al. Kidney Int 2015；88：676-83.
14. Sall S, et al. Clin Genet 2010；77：258-65.
15. Coycott KM, et al. Nar Rev Genet 2013；14：681-91.
16. Calvet JP, et al. Clin J Am Soc Nephrol 2008；3：1205-11.
17. Torres VE, et al. Lancet 2007；369：1287-301.
18. Lanktree MB, et al. Nephrol Dial Transplant 2019；34：1453-60.
19. Luo F, et al. Nephrology 2018；23：904-11.
20. Forsythe E, et al. Front Pediatr 2018；6：23.

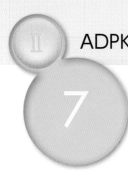

II ADPKD：診断（症候学・症状・検査所見）

7 画像診断

要　約

　超音波検査は ADPKD 診断の基本的画像検査法だが，進行度評価のためのバイオマーカーとして TKV（total kidney volume）が標準であり，経時的フォローには単純 CT あるいは MRI が適切である．重篤な有害事象もあり，造影剤の使用についてはそのリスクベネフィットバランスに十分配慮すべきである．また脳動脈瘤などの重要な合併症に対する画像診断も臨床上重要である．MRA は脳動脈瘤のスクリーニングに有用であり，わが国では積極的に行われている．ADPKD 確定診断後の画像検査は，経過観察のみであれば単純 CT で十分であり，わが国の難病指定基準に TKV やその経時的変化が必要であることを考慮すれば，少なくとも年 1 回は行うべきである．スクリーニング目的の画像診断を何歳から行うべきかは意見が分かれる．無症状の小児に対しては，事前に両親とメリット・デメリットなどの情報を十分に共有し，両親と本人が希望した場合には無症状でもスクリーニング検査を推奨する意見もある．

　囊胞感染や脳動脈瘤に対する画像診断については別章で述べる．

解説

診断目的の画像検査の評価

　ADPKD の診断は家族歴と腎画像診断によって囊胞を確認することから始まる[1,2]．診断基準を満たすかどうか確認するために画像診断が重要となる．簡便な方法として超音波診断は，腎囊胞が直径 1 cm 以上であれば同定することが可能で，効果やコスト，安全性の点から考えて，最も広く用いられている画像診断である．しかし，前述したように ADPKD の診断基準では，両側腎囊胞個数が満たされれば ADPKD と診断される．実際の臨床では，ADPKD と診断された症例においても腎囊胞個数，大きさ，部位から典型的な ADPKD とは大きく異なるものも少なくない．すべての腎囊胞性疾患症例に遺伝子診断を行うことが困難な現状では，超音波検査ではなく CT あるいは MRI で腎全体と周囲臓器の画像診断を実施することが望ましい．

スクリーニングとしての画像診断

　PKD1 遺伝子異常患者では 30 歳以上でほぼ 100% に囊胞が観察されるが，発症の遅い PKD2 遺伝子異常患者では囊胞が観察されないことがあり，ADPKD 家系が明らかな家族に対するスクリーニングで画像診断における陰性所見だけで判断することは慎重である必要がある．超音波診断で囊胞が見つからないにもかかわらず，将来 ADPKD を発症する確率は 10 歳代，20 歳代，30 歳代でそれぞれ 46%，28%，14% である[3]．ADPKD 患者の子どもに対する検査については別項で述べるが，最初に検査すべき時期については統一した見解はなく，倫理的にも判断は難しい．症例によっては胎児から腎囊胞が認められ[4]，その後は指数関数的に増大する[5]．無症状の小児に対してはスクリーニングを推奨しないとの意見もある[6]．30 歳代から高血圧・脳動脈瘤の頻度が高くなり治療介入の必要性が高まること，30〜39 歳での除外診断率が 98% 以上であることを考慮す

ると，20歳前半を目安にスクリーニング検査を行うことを推奨する．逆に30歳前半で初めて検査を受けてADPKDが否定されればその後発症する可能性は低いと考えられる．したがって初めて検査を受ける時期が重要であり，10歳代，20歳代では再検査が必要だが，加齢とともに検査の間隔を延ばすことは可能であろう．ただし，若年でも高血圧やADPKDを疑わせる既往歴を有する症例に対しては積極的な画像診断を行うべきであり，検査を受けるのは患者ならびに家族の意思であることも踏まえて個々の状況による対応が必要である．

Kidney Disease：Improving Global Outcomes (KDIGO) controversies conference では，小児に対するスクリーニングは確立していない[7]．Kidney Health Australis-Caring for Australasians with Renal Impairment (KHA-CARI) のガイドラインでは[8]，家族歴がある40歳以下で，診断基準に該当するような嚢胞個数が確認できない場合でも，1年おきの画像診断を3～5年間推奨している．

小児に対しては，家族歴がない場合でも，25 mmを超えるような嚢胞，もしくは両側性あるいは多発性であればさらなる診断を求める意見もあるが[9]，年齢やその後の診断方法などは確定していない．実際に小児でも診断基準に合致するような腎嚢胞を認める症例がある（**図 1**）．The Network for Early Onset Cystic Kidney Disease (NEOCYST) からのconsensus statement[10] では，小児に対して画像診断を含めたスクリーニングを行う場合には，事前に両親との十分な共有を推奨し，家族歴がある15歳未満で1個以上の腎嚢胞を認めた場合には遺伝している可能性がきわめて高い．逆に家族歴がある小児に対するスクリーニングにおいて腎嚢胞が認められないからといって遺伝を否定することはできないが，3年以内の再スクリーニングは推奨しない．また，小児に多発性腎嚢胞を認めた場合には，嚢胞性腎疾患に対する精査が必要である．ちなみに15歳以下の小児に対してMRIによる診断は推奨されていないが，小児のTKVは超音波検査がMRIよりも小さく評価される傾向がある[11,12]．

TKV 測定

TKVは進行評価のバイオマーカーと認識されて

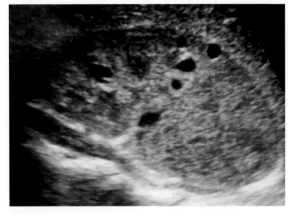

図 1
12歳，小児．腹部超音波検査で腎嚢胞を認める．

おり[13,14]，正確に腎およびTKVを測定する複数の方法が報告されている．

(1) 楕円法（**図 2**）：簡易的に腎容積を測定するのには，以下のような計算式が用いられている[15]．

$$片腎容積 = \pi/6 \times length \times width \times depth$$

(2) Manual Planimetry（手動面積測定法）：手動で腎周囲に合わせて線を引き，1枚1枚の容積を集計しTKVを計算する．すべてのスライスの腎周囲に線を引く作業が手動で必要であり，検査者の負担が大きいし時間がかかる．報告では55分必要とされ，実際の臨床での運用には適さない[16]．

(3) Stereology（立体解析学）（**図 3**）：腎領域全体に一致してできるだけ細かくグリッドを当て，画素数を計算してTKVを測定する．手動面積測定法よりも簡便だが，正確さはグリッド数による[17]ため，実際の臨床では推奨しないとの報告もある[18]．

(4) Single Mid-Slice technique（**図 4**）：冠状断で腎中央を示す1枚だけで腎周囲をトレースし，画像枚数や厚さからTKVを計測する[19]．簡便だが，あくまで腎の形態が楕円形であることが前提の計測方法であり，今後さらなる検証が必要である．

(5) 半自動測定法（**図 5**）：海外ではいくつかの半自動測定法が報告されている[20～23]．わが国でも半自動測定システムが販売され[24]，実際運用している施設も少なくない．手動法よりも短時間で測定可能なことは明らかで，さらに以前は腎長径に線を引かなければ測定が開始されないソフトもあったが，最新

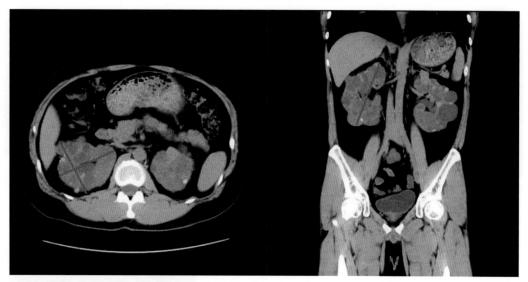

図2　楕円法による TKV 測定
片腎の３方向を測定し，楕円と仮定して計算する．

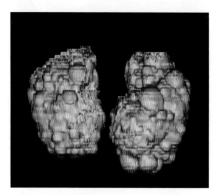

図3　立体解析学による TKV 測定

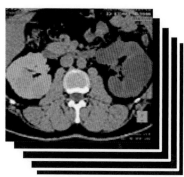

図4　Single Mid-Slice technique
による TKV 測定

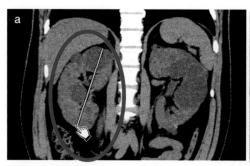

図5　半自動測定法
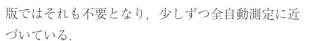
腎臓の長軸を指定する(a)と数秒間で片腎全体を抽出する(b)．

版ではそれも不要となり，少しずつ全自動測定に近づいている．

（6）全自動測定法：半自動より全自動のほうが短時間で簡便に測定することが可能である[25〜27]．しか

し，ADPKD の特徴としてきわめて巨大な腎嚢胞が多発し TKV が劇的に増大する症例が少なくなく，すべての腎の範囲を全自動認識することは難しく現状では困難である．実際に ADPKD に対する画像診

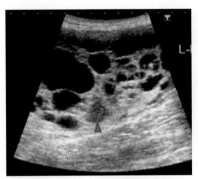

図 6　ADPKD の超音波画像
大小多数のエコー輝度の低い（黒い）袋の
ようにみえるものが嚢胞である．矢印で
示した内部エコー輝度がやや高く不均一
な嚢胞は，感染あるいは出血が疑われる．

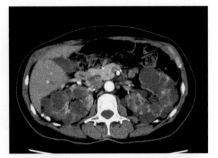

図 7　ADPKD の造影 CT 画像
大小多数の低吸収域（黒い）袋のようにみえ
るものが嚢胞である．

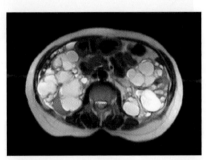

図 8　MRI T2 強調画像
両側腎臓には多数の高信号で均一な大小の
嚢胞が認められる．

断で経験豊富な専門医であっても，巨大な嚢胞が腎
嚢胞か肝嚢胞か断定することが難しいこともある．
したがって現状では，全自動測定で得られた TKV
を個別に画像を確認することなく用いるのはきわめ
て危険と考える．

超音波断層法 (図 6)

　ADPKD の診断と評価のための基本的画像検査
法．腎臓の嚢胞の程度，腎臓の大きさ，腎結石の有
無，肝臓，膵臓，脾臓，卵巣の嚢胞性疾患の有無，
胆管系の拡張の有無を評価する．低コスト，簡便，
安全性が高いなどの利点があるが，重症度や進行度
の評価は CT や MRI には劣る[2,28]．さらに観察者間，
観察者内での，①正確性の低さ，②再現性の低さ，
③1 つの超音波画像でみることができる腎臓の大き
さには限界があり巨大な ADPKD の TKV の測定も
困難であること，など問題点も少なくない[18]．腎長
径＞17 cm では超音波検査を考慮すべきではないと
もいわれている[18]．

CT，MRI

　図 7 に造影 CT 像を，図 8 に MRI T2 強調画像を
示す．嚢胞の確定診断目的の場合，通常は超音波検
査での診断が，疑わしいときに用いる[29]．いずれも
超音波検査よりも小さいサイズの嚢胞の検出に優
れ，特に MRI では T2 強調画像において直径 2 mm
の嚢胞も同定可能といわれている[28]．また，TKV も
MRI を用いた場合の誤差は 5％未満と報告されてい
る[17,30]．しかし CT では放射線被曝，造影剤による
アレルギー反応と腎毒性，MRI ではガドリニウム含

有造影剤による nephrogenic systemic fibrosis
（NSF：腎性全身性線維症）といった有害事象が報告
されており，特に造影剤の使用についてはそのリス
クベネフィットバランスに十分配慮すべきであ
る[28]．したがって経過観察には単純 CT あるいは単
純 MRI[29]が選択される．ADPKD の進行度の評価は
腎機能より腎容積で行うほうが適切であるとも報告
されており[5,31,32]，腎容積の経過観察には単純 CT や
単純 MRI のほうが超音波断層法よりも優れている．

その他の画像診断

（1）排泄性腎盂造影法，CT ウログラフィ，MR ウ
ログラフィ：ADPKD の診断を目的として行う検査
法でない．結石などで尿管の通過障害が疑われると
きには選択肢となる．造影剤は腎機能低下患者に対
しては原則として使用しない．
（2）腎動脈血管造影法：侵襲的検査法であり，特殊
な例外を除いて行うべき検査法でない．
（3）カラードプラ超音波検査：腎血流や血流抵抗指
数は，腎機能低下や高血圧と相関する[33,34]．MRI も

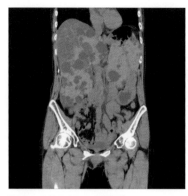

図9　ADPKD の肝囊胞
腎および肝囊胞いずれも巨大であり，
どちらの囊胞か鑑別が難しい．

腎血流の測定に用いられている[35]．

ADPKD 確定診断後の画像検査

腎機能低下の進行は，前項でも述べたように腎腫大と密接に関係し，現在 TKV あるいは身長補正 TKV（height adjusted TKV：htTKV）は ADPKD の標準的なマーカーと認識されている．確定診断後に行うべき画像診断の頻度については，国によってシステムも異なり[36]，一定の見解はない．しかし，わが国では難病指定更新が毎年必要であり，半年以内の腎容積測定が要求されることから，少なくとも1年以内に再検し，TKV，htTKV を測定することが推奨される．海外のガイドラインでも，年1回よりも頻回に測定すべきでないと推奨しているものもある[37]．

肝囊胞

ADPKD では腎囊胞の次に頻度が高い囊胞は肝囊胞である．15〜24歳の58％，25〜34歳の85％，35〜46歳の94％に肝囊胞を認めると報告されている[38]．したがって肝囊胞があるか否か確認することは ADPKD と他の囊胞性腎疾患を鑑別するために重要である．さらに，腎囊胞および肝囊胞いずれも非常に巨大であることが稀ではなく，囊胞がどちらの由来か鑑別に苦慮することも少なくない（**図9**）．最近では，全自動での肝囊胞容積測定方法も報告されている[27]．

◆ 文献検索

検索は PubMed（キーワード：ADPKD or autosomal dominant polycystic kidney disease, imaging diagnosis）で，1992年1月から2019年11月の期間で検索した．

◆ 参考にした二次資料

なし

◆ 引用文献

1. Barua M, et al. Semin Nephrol 2010；30：356-65.
2. Pei Y, et al. Adv Chronic Kidney Dis 2010；17：140-52.
3. Bear JC, et al. Am J Med Genet 1984；18：45-53.
4. Grantham JJ, et al. Clin J Am Soc Nephrol 2010；5：889-96.
5. Grantham JJ, et al. N Engl J Med 2006；354：2122-30.
6. Dell KM. Adv Chronic Kidney Dis 2011；18：339-47.
7. Chapman AB, et al. Kidney Int 2015；88：17-27.
8. Rangan GK, et al. Nephrology 2016；21：705-16.
9. Botwin A, et al. Abdom Radiol 2019；44：2835-40.
10. Gimpel C, et al. Nat Rev Nephrol 2019；15：713-26.
11. Cadnapaphornchai MA, et al. Clin J Am Soc Nephrol 2011；6：369-76.
12. Breysem L, et al. Pediatr Nephrol 2018；33：827-35.
13. Jo RV, et al. Eur J Radiol 2017；95：56-65.
14. Grantham JJ, et al. Nat Rev Nephrol 2016；12：667-77.
15. Melissa A, et al. Clin J Am Soc Nephrol 2009；4：820-9.
16. Spithoven EM, et al. Am J Kidney Dis 2015；66：792-801.
17. Bae KT, et al. J Comput Assist Tomogr 2000；24：614-9.
18. Magistroni R, et al. Am J Nephrol 2018；48：67-78.
19. Bae KT, et al. Am J Nephrol 2013；38：333-41.
20. Turco D, et al. Acad Radiol 2015；22：1376-84.
21. Bae K, et al. Clin J Am Soc Nephrol 2013；8：1089-97.
22. Cohen BA, et al. Am J Roentgenol 2012；199：387-93.
23. Kline TL, et al. AJR Am J Roentgenol 2016；207：605-13.
24. Muto S, et al. Clin Exp Nephrol 2018；22：583-90.
25. Kim Y, et al. Clin J Am Soc Nephrol 2016；11：576-84.
26. Kline TL, et al. Nephrol Dial Transplant 2016；31：241-8.
27. Maatje DA, et al. J Am Soc Nephrol 2019；30：1514-22.
28. Pei Y. Clin J Am Soc Nephrol 2006；1：1108-14.
29. Nascimento AB, et al. Radiology 2001；221：628-32.
30. Wolyniec W, et al. Pol Arch Med Wewn 2008；118：767-73.
31. Grantham JJ. N Engl J Med 2008；359：1477-85.
32. Grantham JJ, et al. Clin J Am Soc Nephrol 2006；1：148-57.
33. Ramunni A, et al. Hypertens Res 2004；27：221-5.
34. Kondo A, et al. Int J Urol 2001；8：95-8.
35. King BF, et al. Kidney Int 2003；64：2214-21.
36. Petzold K, et al. Nephrol Dial Transplant 2014；29：iv26-32.
37. Soroka S, et al. Can J Kidney Health Dis 2018；5：1-15.
38. Bae KT, et al. Clin J Am Soc Nephrol 2006；1：64-9.

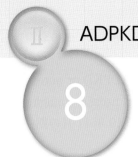

8 遺伝子診断（遺伝子スクリーニングも含めて）

要約

　ADPKD は病因遺伝子が判明している常染色体優性遺伝病であるが，典型例については画像診断で両側の腎臓に多発する嚢胞の存在から診断が容易であるため，遺伝子診断は必ずしも必要ではない．ADPKD の遺伝学的検査は，研究目的で行われている場合が多いが，近年では，保険適用外であるが臨床における検査として国内で実施することが可能となった．遺伝学的検査を実施する場合には，その適応を十分に考慮したうえで実施すべきである．

解説

　ADPKD は *PKD1* 遺伝子（遺伝子座 16p13.3）または *PKD2* 遺伝子（遺伝子座 4q21）の変異により発症する常染色体優性遺伝病である[1,2]．多発する嚢胞により両側の腎臓や肝臓が腫大している典型例については画像診断での診断が容易であり，遺伝学的検査を行う必要はない．そのため多くの場合 ADPKD は遺伝学的検査の適応にならない．

　一方，生体腎移植・生体肝移植のドナー選定時，ドナー候補者が非罹患者であることを確定することが困難な場合や，出生前診断が必要な場合などにおいては，遺伝学的検査が検討されることがある．

1. 遺伝学的検査実施にあたって

　日本ではこれまで ADPKD 遺伝子診断は医療機関・研究機関で研究目的として行われてきたが，近年，クリニカルシークエンスとして国内の衛生検査所（かずさ DNA 研究所）に発注することが可能となった．なお現時点では ADPKD の遺伝子診断は保険適用外であり，患者に自費検査であることを説明のうえで検査を実施する．

　遺伝学的検査の実施にあたっては，日本医学会「医療における遺伝学的検査・診断に関するガイドライン」（2011 年 2 月）に基づいて実施すべきである．

　すでに発症している患者の診断を目的に行われる遺伝学的検査は，十分なインフォームド・コンセントを得たうえで，原則として主治医の責任で行うが，必要に応じて専門家による遺伝カウンセリングが受けられるように配慮することが求められる．

　ADPKD の診断のなかで遺伝子検査を行う適応は限られている．Kidney Disease：Improving Global Outcomes（KDIGO）controversies conference では，家族歴のない症例で診断基準に該当しない少数の腎嚢胞を認める場合や，腎移植のドナーになる可能性がある場合には遺伝子診断を推奨している[3]．臨床的に ADPKD と診断される患者のうち遺伝学的検査において *PKD1* 遺伝子または *PKD2* 遺伝子に遺伝子変異を特定できるのは現在の検査では 90％ 程度である．また近年 *GANAB* 遺伝子[4]や *DNAJB11* 遺伝子[5]など *PKD* 遺伝子以外の遺伝子変異による ADPKD の発症も報告されており，必ずしも遺伝子変異が特定できるわけではないこと，臨床的に ADPKD と診断されても検査対象外の遺伝子変異による多発性腎嚢胞疾患である可能性があることを遺伝学的検査実施前に説明し，理解を得ておく必要がある[6]．

　患者の血縁者として生体腎移植あるいは生体肝移植のドナーになるために遺伝学的検査を行う場合

は，まず移植を受ける患者（レシピエント）の遺伝子変異を特定したうえで対象者の検査を実施すべきである[5].

2. ADPKD 未発症者の遺伝学的検査について

ADPKD では遺伝子変異をもっている患者はほぼ100％発症するといわれている（浸透率100％）．そのため，未発症者を検査する場合（発症前診断）は，遺伝子変異が発見された場合，将来の ADPKD の発症をほぼ確実に予測することになり，検査を行うことの不利益に関しても十分に説明を行う必要がある．

なお今回の文献検索期間外ではあるが，最近発表された The Network for Early Onset Cystic Kidney Disease（NEOCYST）の consensus statement では小児あるいは未発症者に対する遺伝学的検査について実施することの利益・不利益が記載され，早期発見による進行抑制の可能性について言及されている（Gimpel C. Nat Rev Neph 2019；15：713-26）．しかしながら現時点では ADPKD は発症前の予防法が確立されていない疾患である．また発症前診断を行うことにより全患者で進行抑制が可能となるかどうかは不明確である．発症前診断においては，検査前後の被検者の不安や葛藤などさまざまな心理への配慮および支援は必須で，遺伝学的検査を実施する場合には患者と家族が理解と同意を得られるように十分な遺伝カウンセリングを実施できる体制の下で検査を実施することが重要である．

3. 出生前診断としての遺伝子検査

出生前診断には，医学的にも社会的および倫理的にも留意すべき多くの課題があることから，検査・診断を行う場合は日本産科婦人科学会等の見解を遵守し，適宜遺伝カウンセリングを行ったうえで実施するべきである．ADPKD の腎臓や肝臓における嚢胞形成が胎児期より確認されることが稀にある．

胎児期より嚢胞が確認される場合，胎児致死や，出産後の高血圧，腎不全の進行がみられることがあるため，両親のどちらかが ADPKD で，胎児の診断を希望する場合，海外では超音波検査の実施が望ましいとする報告がある[8]．一方，胎児期に嚢胞のみ

られない ADPKD 患者の場合，早期に致死に至る重症患者はほとんどいない．以上のことを考慮すると，両親より出生前診断の希望があった場合には遺伝カウンセリングを実施のうえで超音波検査を実施し胎児の嚢胞の有無を確認することを推奨する．もし超音波検査で嚢胞が確認されない場合にも，良好な予後を考慮すると，日本産科婦人科学会の見解で示されている要件の１つである「重篤な疾患」にはあてはまらず，遺伝学的検査を用いた出生前診断，着床前診断を行う適応はないことを説明する．その際には ADPKD に罹患していたとしても，胎児期の超音波検査で嚢胞が発見されなければ，出生直後より腎障害が進行する可能性が低いという事実を同時に知らせるのが適当である．

◆ 文献検索

検索は PubMed（キーワード：ADPKD or autosomal dominant polycystic kidney disease, genetic diagnosis）で，2012 年 7 月までの期間で検索したものをベースとし，今回の改訂に際し，2019 年 7 月までの期間を PubMed, Cochran, 医中誌を用いて検索した．

◆ 参考にした二次資料

a. 日本医学会．医療における遺伝学的検査・診断に関するガイドライン（2011 年 2 月）．
b. 日本産科婦人科学会．出生前に行われる検査および診断に関する見解（2013）（http://www.jsog.or.jp/ethic/H25_6_shusseimae-idengakutekikensa.html）．

◆ 引用文献

1. The European Polycystic Kidney Disease Consortium. Cell 1994；77：881-94.
2. Mochizuki T, et al. Science 1996；272：1339-42.
3. Chapman AB, et al. Kidney Int 2015；88：17-27.
4. Porath B, et al. Am J Hum Genet 2016；98：1193-207.
5. Cornec-Le Gall E, et al. Am J Hum Genet 2018；102：832-44.
6. Harris P, et al. Nature Rev Nephrol 2010；6：197-206.
7. Huang E, et al. Transplantation 2009；87：133-7.
8. Brun M, et al. Ultrasound Obstet Gynecol 2004；24：55-61.

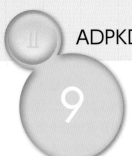

ADPKD：診断（症候学・症状・検査所見）

9 小児ならびに若年者での診断

要約

　小児期においてはADPKDに対する有効な治療方法が確立されていない現時点では，ADPKD患者の子であっても発症していない場合には，小児期ならびに若年期での画像診断によるスクリーニング検査を実施する場合，患者，家族への十分な説明と理解を得たうえで実施すべきである．

解説

　ADPKDでは小児ならびに若年者に超音波，CT，MRI検査などの画像診断で嚢胞が確認されなくても罹患していることを否定できない．また小児における画像によるADPKDの診断基準は確立していない．希望により検査を実施する場合も，検査実施の時点で腎嚢胞が確認されなくてもADPKDに罹患しないとは断定できないことを被検者および両親が十分に理解した後に実施する必要がある．

　また小児ならびに若年者に発症前診断を行う場合は，遺伝子変異の発見が，将来のADPKDの発症をほぼ確実に予測することになり，検査を行うことの不利益に関しても十分に説明を行う必要がある．さらに現時点ではADPKDは発症前の予防法が確立されていない疾患であり，発症前診断においては，検査前後の被検者の心理への配慮および支援は必須で，十分な遺伝カウンセリングを実施できる体制の下で検査を実施することが重要である[1]．海外ではat riskの小児に血圧測定を実施し高血圧が確認できた場合に超音波検査あるいは遺伝子解析による発症前診断が推奨される場合もあるが，賛否両論がある．今後，ADPKDの発症を予防することが可能で小児にも使用可能な薬剤が開発された場合には，小児期での早期遺伝子検査の実施が推奨されることになると思われる．

　一方，健康診断で尿所見の異常や高血圧[2]を指摘された場合，あるいは腹部膨満，腹痛・背部痛などの症状を呈した場合はADPKDの進行の早い可能性や他疾患との鑑別の必要があり，検査を行うことを推奨する．検査の方法としては，侵襲の少ない超音波検査をスクリーニングとして実施することを推奨する．ただし超音波検査を用いた報告で15歳未満ではADPKDであっても約7%の症例で嚢胞が確認できないといわれていることに留意すべきである．

　なお，脳動脈瘤の破裂によるくも膜下出血[3]や，高血圧，心肥大などは小児期より発症する危険性があるため，小児期でADPKDと診断された場合には，定期的に未破裂動脈瘤，高血圧，心肥大のスクリーニング検査を行うべきである．

◆ 文献検索

　検索はPubMed（キーワード：ADPKD or autosomal dominant polycystic kidney disease, imaging diagnosis, childhood or juvenile）で，2012年7月までの期間で検索したものをベースとし，今回の改訂に際し，2019年7月までの期間をPubMed，Cochran，医中誌を用いて検索した．

◆ 引用文献

1. Patel C, et al. Semin Nephrol 2015；35：550-6.
2. Cadnapaphornchai MA, et al. Kidney Int 2008；74：1192-6.
3. Schrier RW, et al. J Am Soc Nephrol 2004；15：1023-8.

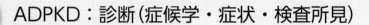

10 初発症状

ADPKD：診断（症候学・症状・検査所見）

要約

腎嚢胞以外の嚢胞は胎生期からすでに形成されるといわれているが，30〜40歳代まで無症状で経過することが多い．自覚的な初発症状として，腹痛・腰背部痛，外傷後（体に衝撃を与えるスポーツによるものも含む）の肉眼的血尿，腹部膨満などが挙げられる．急性疼痛は嚢胞出血，感染，尿路結石が原因となることが多い．慢性疼痛は4〜6週持続する痛みと定義され，約60％の症例に認められるが，多くは肝，腎嚢胞による圧迫が原因と考えられる．肉眼的血尿は約半数の症例で認められる．無症状のまま，他覚的に人間ドックや健診などで高血圧，蛋白尿，腎嚢胞，腎機能低下を指摘され診断されることも少なくない．

解説

The Halt Progression of Polycystic Kidney Disease（HALT-PKD）研究では，ほとんどの患者で初期症状は認めないまま画像検査で診断され，その平均年齢は27歳であった[1,2]．しかし，最近の報告では，小児でも診断されることがあり，特に症状を有する小児に対しては早期の診断と適確な対応が必要とされている[3,4]．

急性の疼痛

病歴，身体所見，尿・血液検査，培養検査，画像診断から総合的に原因診断が必要である．腎以外の嚢胞に対する感染や出血も鑑別する必要がある．

（1）嚢胞出血：痛みは鋭く，限局性で突然発症する．嚢胞の急激な増大と腎被膜の伸展により起こるとされている[5]．しばしば肉眼的血尿を伴い，凝血塊の尿路通過も疼痛と関係するといわれている．被膜下や後腹膜への出血に伴う痛みは激しいことが多い．

（2）感染：嚢胞感染が多いが，尿路感染や腎実質の感染を伴う場合もある．痛みとともに発熱を伴い，さらに白血球増多症を呈することが多い[5]．尿路感染を伴う場合には膿尿を認めるが，感染が嚢胞に限局している場合に尿所見を認めないことも少なくない．通常の抗菌薬治療に反応しない場合や再燃を繰り返す場合は，ドレナージや開窓手術などの外科的処置を考慮する．排菌による治療効果だけでなく，菌の正確な同定という診断的意義も大きい．腎臓・肝臓の嚢胞感染の診断基準として，発熱（>38.5℃，>3日間），腹痛（特に腎・肝の圧痛），CRP陽性，嚢胞出血の否定，他に発熱の原因がないことが提唱されているが，該当しない症例も少なくなく，あまり実用的でない[6]．詳しくは別項で述べる．

（3）尿路結石：ADPKDの約20％に合併し，腎疝痛が初発症状となることもある．詳しくはIV章で述べる．

慢性疼痛

慢性疼痛は4〜6週持続する痛みと定義され，約60％に慢性の背部，側腹部，腹部の痛みを認める[5]．頻度は腹痛（61％）より腰痛（71％）のことが多い[5]．実際に外科的に腎嚢胞圧縮術を行った症例の80％が1年後に無痛であったということは，痛みの原因の多くが，腎臓にあると考えられる．その痛みは体動時に増強する．しかし最も大きな嚢胞が責任病巣とは限らず，びまん性に嚢胞の多くが感染している

こともある．また，腎の重さによる脊椎や腰背筋の負担が慢性疼痛の原因となることもある．通常は非ステロイド性抗炎症薬(NSAIDs)でコントロール可能だが，腎機能への影響を忘れてはならない．オランダからは集学的段階的プロトコールが有効であると報告されている[7]．小児 ADPKD でも 10〜20% に認めると報告されている[8]．また，The International Association for the Study of Pain(IASP)では慢性疼痛を「3 カ月以上持続する疼痛」と定義している[9]．現在多くの研究で用いられている慢性疼痛の定義(4〜6 週間)が ADPKD の症状として妥当か否か今後検討していく必要がある．

肉眼的血尿

ADPKD の約半数は生涯に 1 回以上の肉眼的血尿を経験し[10,11]，初発症状となることもある．初めて肉眼的血尿を認める年代は平均 30 歳といわれる．肉眼的血尿は嚢胞の増大速度を反映し，腎腫大が著しい，腎機能が低下した，高血圧を有する群でより多い[10,12]．肉眼的血尿の多くはもともと血流に富む嚢胞を栄養する細血管からの出血，あるいは嚢胞の破裂の出血が集合管へ流出するためと考えられているが，他に腎結石，腫瘍，他の糸球体腎炎の合併も考慮すべきである．肉眼的血尿を認めた場合には凝血塊による腎疝痛が起こることもあり，2〜3 L の尿量確保が勧められる[1]．嚢胞破裂による肉眼的血尿のほとんどは，床上安静と輸液などの保存的治療で数日以内に消失するが，凝血塊のために尿管鏡を使ってウロキナーゼの投与まで必要とした症例も報告されている[13]．肉眼的血尿のエピソードがある患者では，抗凝固薬は適応を厳密に考える必要がある．また，格闘技などの腹部外傷が起こりうるスポーツは避けるように指導する[1]．出血が数週間以上持続し，疼痛や貧血が重症化する場合には腎動脈塞栓療法や腎摘除術も含めた外科的処置を考慮する[14]．

・他臓器嚢胞：腎および肝以外では，くも膜，膵臓[15]，脾臓，精嚢[16]，卵巣嚢胞が報告されている[17,18]．
・高血圧：IV-1 参照
・心疾患：IV-2 参照
・蛋白尿：II-11 参照
・嚢胞感染：IV-2 参照

・尿路結石：IV-2 参照
・腹部ヘルニア：肝および腎嚢胞増大による腹圧亢進のため臍ヘルニアや鼠経ヘルニアを伴う．

胆道系疾患

英国[19]また台湾[20]から，胆道系疾患(胆管炎)での入院が ADPKD では一般の患者と比べて 2 倍以上高いと報告された．したがって，われわれが認識している以上に，ADPKD では胆道系疾患の症状が現れる可能性がある．

神経疾患

最近では，うつ病など神経疾患との関与も示唆されている[21,22]．

Quality of life(QOL)

メタ解析報告では，ADPKD は非 ADPKD と比べて Short Form-36(SF-36)スコアの Pooled physical(PCS)，Mental component scores(MCS)いずれも有意に低い[23]．病勢の進行は Health-Related QIL(HRQoL)に影響すると考えられ，腎機能が低いほうが QOL が低いとの報告がある[24]が，有意な相関は認めないとの報告もある[23]．疼痛と腹部膨満感は腎機能が低下した患者により，強く自覚される[24]．従来は ADPKD 特異的な QOL スコアはなかったが，1,674 例の患者を基に ADPKD 特異的な新しい QOL スコア ADPKD Impact Scale(ADPKD-IS)[25]や，ADPKD Genetic Psychosocial Risk Instrument(GPRI-ADPKD)[26]が報告されている．

◆ 文献検索

検索は PubMed(キーワード：ADPKD or autosomal dominant polycystic kidney disease，initial symptom or presentation or manifestation)で，1992 年 1 月から 2019 年 9 月の期間で検索した．

◆ 参考にした二次資料

なし

◆ 引用文献

1. Grantham JJ. N Engl J Med 2008；359：1477-85.
2. Schrier RW, et al. N Engl J Med 2014；371：2255-66.
3. Polubothu S, et al. BMJ 2016；253：i2957.
4. Reddy BV, et al. Pediatr Nephrol 2017；32：31-42.
5. Hogan MC, et al. Adv in Chronic Kidney Dis 2010；17：e1-

16.

6. Bajwa ZH, et al. Kidney Int 2004；66：1561-9.
7. Torres VE, et al. Am J Kid Dis 1993；22：513-9.
8. Casteleijn NF, et al. Kidney Int 2017；9：972-81.
8. Coycott KM, et al. Nar Rev Genet 2013；14：681-91.
9. Nicholas M, et al. Pain 2019；160：28-37.
10. Gabow PA, et al. Am J Kidney Dis 1992；20：140-3.
11. Gabow PA. N Engl J Med 1993；329：332-42.
12. Johnson AM, et al. J Am Soc Nephrol 1997；8：1560-7.
13. Alkema G, et al. Urology 2017；100：6-8.
14. Ubara Y, et al. Am J Kidney Dis 1999；34：926-31.
15. Yin X, et al. Clin Radiol 2019；74：975.e17-975.e24.
16. Zhang W, et al. J Megn Reson Imaging 2019；49：894-903.

17. Cornec-Le Gall E, et al. Lancet 2019；393：919-35.
18. Gaur P, et al. Br J Radiol 2019；92：20190078.
19. Judge PK, et al. J Am Soc Nephrol 2017；28：2738-48.
20. Huang ST, et al. Oncotarget 2017；8：80971-80.
21. de Barros BP, et al. J Bras Nefrol 2011；33：120-8.
22. Luciano RL, et al. Nephrol Dial Transplant 2014；29：247-54.
23. Neijenhuis MK, et al. BMC Nephrol 2017；18：169.
24. Miskulin DC, et al. Am J Kidney Dis 2014；63：214-26.
25. Oberdhan D, et al. Am J Kidney Dis 2018；71：225-35.
26. Simms RJ, et al. Nephrol Dial Transplant 2016；31：1130-40.

Ⅱ

10

初発症状

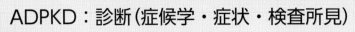

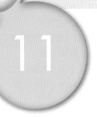 11 腎症状

要　約

　腎嚢胞は胎生期から生じるとされているが，嚢胞が増大し自覚症状が出現するのは 30～40 歳代以降であることが多い．嚢胞による疼痛は，60％の患者で経験するといわれている．腎機能の低下も 40 歳ごろからみられることが多く，約半数の患者で 60 歳代までに末期腎不全に至る．

解説

1. 腎嚢胞

　ADPKD は，両側の腎臓に多数の嚢胞が経時的に発生，増大していく疾患である．ごく小さな嚢胞は胎生期にすでに生じていると考えられ，*PKD1* 遺伝子変異の場合は，5 歳以上で 100％に 1 つ以上の腎嚢胞を確認できるとの報告がある[1]．しかし，小児期に腎嚢胞による症状が出ることは稀であり，経時的に腎嚢胞による腎腫大が進み，30 歳代以降で自覚症状が出現することが多い．

　腎嚢胞による自覚症状として最も多いのが疼痛で，ADPKD の 60％が疼痛を経験する[2]．疼痛は急性疼痛と慢性疼痛に分けられ，急性疼痛の場合は，嚢胞出血，感染，尿路結石が原因となることが多く，原因の適切な診断と治療が必要になる．慢性疼痛は 4～6 週持続する痛みと定義され，腎嚢胞の増大と腎腫大が進行した症例に多く，腎被膜の伸展や腎門部血管系の牽引が原因となる．また，腎腫大の進行に伴い，消化管圧迫による食欲不振，通過障害，低栄養が出現することがある．嚢胞そのものに由来する疼痛に対して NSAIDs を使用するが，腎機能への影響を十分に考慮する[3]．疼痛コントロールが不良の場合，画像上疼痛に一致した部位に巨大な嚢胞を認める場合には，CT ガイド下穿刺や外科的処置を考慮する[4]．

　嚢胞出血も頻度の高い合併症であり，疼痛や肉眼的血尿を伴う場合とそうでない場合がある．通常は安静などで 2～7 日程度で軽快するが，外傷性などで出血のコントロールがつかない場合には，観血的治療を検討する．

　嚢胞感染は，かつては本症の死因の第 1 位であり，腎不全医療および抗菌薬が進歩した近年においても，患者の生活の質（QOL）および生命を脅かす重要な合併症である．診断は，病歴や臨床経過，身体所見，尿検査，尿・血液培養などに加え，超音波検査および CT，MRI などの画像診断が参考になる．抗菌薬加療で改善がみられない場合は，嚢胞ドレナージなどの観血的治療を積極的に検討する．

2. 尿異常

　蛋白尿は主要な症状となることは少なく，軽度蛋白尿にとどまることが多い．0.3 g/日を超える蛋白尿を認めるのは 20％未満である．ネフローゼ症候群を伴う場合は，他の糸球体疾患，例えば微小変化型ネフローゼ症候群，膜性腎症，IgA 腎症，膜性増殖性糸球体腎炎などの合併の可能性を考慮すべきである[5]．

　顕微鏡的血尿，肉眼的血尿を認めることは多く，初発症状となることもある．嚢胞出血，結石，腫瘍，感染，他の糸球体腎炎の合併も考慮すべきである．特に 50 歳以上の場合は，悪性腫瘍の鑑別を行うべきである．

3. 腎機能障害

最初に起こる腎臓の機能的な異常は，尿濃縮力の低下である．糸球体濾過率が正常な早期においても，デスモプレッシンに対する反応異常や，水制限試験に対する反応低下などの尿濃縮力障害をきたす[6]．しかし，自覚症状として患者が多飲，多尿を訴えない限りは臨床的に明らかにならないことが多い[7]．

多数〜無数の囊胞により腎腫大が顕著になるまで，糸球体濾過値はネフロンの代償のために正常である[8]．40歳頃から糸球体濾過値が低下し始め，その低下速度は平均4.4〜5.9 mL/分/年といわれている[9]．約半数の患者で，60歳代までに末期腎不全に至る．

4. その他

尿路結石はADPKDの20〜30%に合併するといわれている．

ADPKDにおける腎臓癌の発生率は，他の腎疾患に比べ多くはない[10]．ADPKDでは多数の囊胞により画像診断が難しいが，急速に増大する囊胞などはCT（造影を検討）やMRIによる精査が必要である[11]．

◆ 引用文献

1. Gabow PA, et al. J Am Soc Nephrol 1997；8：105-10.
2. Bajwa ZH, et al. Kidney Int 2004；66：1561-9.
3. Casteleijin NF, et al. Nephrol Dial Transplant 2014；29：142-53.
4. Agarwal MM, et al. Curr Urol Rep 2011；12：3-10.
5. Contreras G, et al. J Am Soc Nephrol 1995；6：1354-9.
6. Seeman T, et al. Physiol Res 2004；53：629-34.
7. Torres VE, et al. Kidney Int 2005；68：2405-18.
8. Grantham JJ, et al. Clin J Am Soc Nephrol 2006；1：148-57.
9. Torres VE, et al. Kidney Int 2009；76：149-68.
10. Karami S, et al. Am J Transplant 2016；16：3479-89.
11. Carsten B, et al. Nat Rev Dis Primers 2019；4：50.

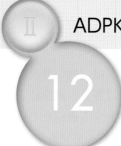

12 リスク分類

要約

　病勢進行を客観的に示すバイオマーカーとして，現在では，TKV，htTKV が標準的に使われている．その他に，原因遺伝子変異の種類や，年齢，性別，体重，高血圧や蛋白尿がリスク因子として知られている．リスク分類として年齢と htTKV から分類する Mayo クラス分類や，性別，高血圧，腎尿路合併症，原因遺伝子変異種類によって分類する PROPKD スコアが知られている．

解説

リスク因子

　前述したように，$TKV^{1,2)}$ と $htTKV^{3,4)}$ は腎機能低下の明らかな予測因子と認識されている．さらに最近では体重増加や肥満がリスク因子と報告されている[5]．遺伝子診断では，*PKD1* truncating mutation 群は末期腎不全に至るのが平均 55 歳であるのに対して，*PKD1* non-truncating mutation 群では 67 歳，*PKD2* 群では 79 歳と，有意に腎機能低下速度の違いを認める[6]．初診時の年齢や TKV がリスク因子としてシステマティックレビューで報告され[7]，それ以外にも，男性，診断時の GFR 値，高血圧発症年齢，蛋白尿[8]などがリスク因子として指摘されている[9,11]．

Mayo クラス分類

　2015 年の報告以降，世界各国で使われるようになったリスク分類である[12]．まずは ADPKD 典型的な腎画像診断症例を Class I，非典型症例を Class II とする．その後年齢と htTKV から Class I A～I E まで 5 群に分ける（図 1）．このクラス分類によってその後の eGFR 低下速度が有意に異なり（図 2），各グループでは何年後に末期腎不全に至るか予測することが可能である．欧州から他施設での validation も確認され[13]，海外のガイドラインでも使用が推奨されている[14]．Class I C，I D，I E は急速進行群とされている[14]．

　本分類の問題点としては，Class II の基準が不明瞭であること，また，アジア人での本分類の有用性は不明であることが指摘されている．

PROPKD スコア[15]

　PROPKD スコアシステムは，Genkyst 研究コホートに参加した 1,341 例のデータから導かれている．表に示すような得点システムを用いての総合得点（0～9 点）から 3 群に分ける（低リスク 0～3 点，中等度リスク 4～6 点，高リスク 7～9 点）．それぞれの群における ESRD 平均年齢は，低リスク 70.6 歳，中等度リスク 56.9 歳，高リスク 49.0 歳と報告されている．本分類には遺伝子診断が含まれ，上記の Mayo クラス分類以上の有用性が期待されている．

バイオマーカー

　バイオマーカーは「生物学的および病理学的変化，および治療に対する薬理学的反応を，客観的に測定評価できる指標」と定義されている[16]．DNA のメチル化などのエピゲノムにより責任遺伝子の働きのコントロールがされている報告があり，DNA のメチル化がバイオマーカーとして有用であることが報告されている[17]．さらに，$\beta2$-microglobulin や monocyte chemotactic protein-1[18]，endothelin-1（ET-1）など[19]の尿中蛋白[20,21]や micro RNA[22]，尿

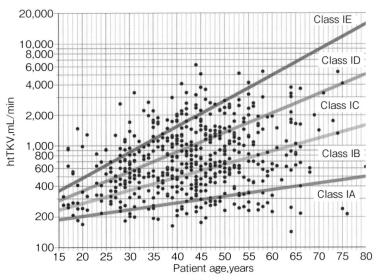

図1　Mayo クラス分類における Class Ⅰ の 5 段階のサブクラス分類
(文献 12)より)

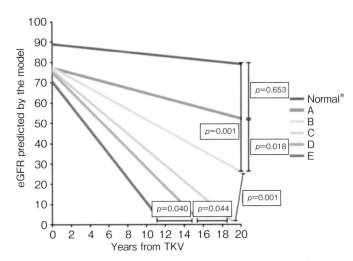

図2　Mayo クラス分類における Class Ⅰ の腎機能低下予測
(文献 12)より)

表　PROPKD スコア表

因子	点数
男性	1
35 歳以前に発症した高血圧	2
35 歳以前に発症した腎尿路合併症	2
PKD2 変異	0
Nontruncating *PKD1* 変異	2
Truncating *PKD1* 変異	4

(文献 15)より)

中エクソゾーム[23]もバイオマーカーとしての有用性が示唆されているが，いまだ臨床応用できるほどのエビデンスは確立されていない.

◆ 引用文献

1. Grantham JJ, et al. N Engl J Med 2006；354：2122-30.
2. Chapman AB, et al. Kidney Int 2003；64：1035-45.
3. Chapman AB, et al. Clin J Am Soc Nephrol 2012；7：479-86.
4. Alan SL, et al. Kidney Int 2018；93：631-9.
5. Nowak KL, et al. J Am Soc Nephrol 2018；29：571-8.
6. Cornec-Le GE, et al. J Am Soc Nephrol 2013；24：1006-13.
7. Woon C, et al. BMC Nephrol 2015；16：140.

8. Gansevoort RT, et al. Nephrol Dial Transplant 2016；31：1887-94.
9. Ong AC, et al. Lancet 2015；385：1993-2002.
10. Schrier RW, et al. J Am Soc Nephrol 2014；25：2399-418.
11. De Almeida E, et al. Rev Port Cardiol 2007；26：235-43.
12. Irazabal MV, et al. J Am Soc Nephrol 2015；26：160-72.
13. Girardat-Rotar L, et al. BMC Nephrol 2017；18：241.
14. Soroka S, et al. Can J Kidney Health Dis 2018；5：1-15.
15. Cornec-Le GE, et al. J Am Soc Nephrol 2016；27：942-51.
16. Biomarkers Definition Working Group. Clin Pharmacol Ther 2001；69：89-95.
17. Kerr K, et al. BMC Nephrol 2019；20：320.
18. Messchendorp AL, et al. Am J Nephrol 2019；10：1-11.
19. Raina R, et al. BMC Nephrol 2016；17：22.
20. Kistler AD, et al. PLoS One 2013；8：e53016.
21. Pejchinovski M, et al. Nephrol Dial Transplant 2016；32：487-97.
22. Ben-Dov IZ, et al. PLoS One 2014；9：e86856.
23. Hogan MC, et al. J Am Soc Nephrol 2015；26：1661-70.

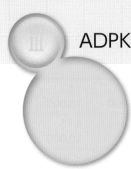

有病率・予後

要約

　1994 年のわが国での疫学調査から，病院に受診している非透析 ADPKD 患者総数は 10,000 例と推定される．透析を受けている ADPKD 患者数 4,594 例と合わせ，14,594 例の ADPKD 患者が医療機関を受診していると想定され，人口 10 万人対の有病率は 11.67 であった．これに年齢別頻度を基に将来病院を受診すると想定される患者と，現在の患者数の合計を推計すると 31,000 例になり，4,033 人に 1 例が ADPKD 患者と推定された．しかし，わが国の単施設の調査結果ではあるが，2017 年度の人口 10 万人対の有病率は 137 で，日本人 730～1,471 人に 1 例が ADPKD 患者と推定され，過去の報告より明らかに多い結果であった．

　米国ミネソタ州オルムステッド郡の調査結果では，1 年間に新たに診断される患者数（罹患率）は人口 10 万人対 1.38 人であった．しかし，米国の 2013～2015 年の調査では人口 10 万人対 6.2 人とかなり増加していた．

　ADPKD では 60 歳代までに約半数が末期腎不全に至るが，血液透析や腎移植が一般化し，尿毒症によって死亡する患者が激減した．感染症による死亡は，難治性の腎や肝の嚢胞感染や大腸憩室破裂による感染症が敗血症にまで進展し起こるものが多い．心血管系障害としては，心筋梗塞とうっ血性心不全が死因となることが多い．ADPKD では他の原疾患による透析患者に比べ，脳血管障害で死亡する頻度が高い．脳血管障害では脳動脈瘤破裂によるくも膜下出血よりも，高血圧に伴う脳内出血の頻度が高い．

　なお ADPKD で透析や腎移植に至った患者の生命予後は，わが国でも欧米でも他の原疾患で透析に至った患者より良好である．

解説

1. 有病率と罹患率

　ある一時点において疾病を有している人の割合が有病率で，患者数を人口で除し，1,000 人ないし 10 万人に対する比率として表す．一方，ある期間に何人発症したかをみるのが罹患率で，期間中の発生患者数を人口で除し，1,000 人ないし 10 万人に対する比率として表す．実際には ADPKD であっても，臨床症状がなく病院に受診していない患者も多くいると考えられ，受診者数から割り出す有病率や罹患率は実際の値より低く算出される．

2. わが国の疫学調査から推定される有病率

　1994 年にわが国で行われた疫学調査では，大学病院および 500 床以上の病院をすべて含む 2,413 医療機関にアンケート調査を送り，1,253 施設よりの回答を基に，現在日本全国で病院に受診している ADPKD 患者の総数を予測した．この時点で透析導入に至っていない状態で病院を受診している ADPKD 患者総数は 10,000 例と推定された（95%CI，8,200～11,900）．これに対して血液浄化療法を受けている ADPKD 患者数は日本透析医学会の統計より 4,594 例と確定でき，14,594 例の ADPKD 患者が何らかの形で医療機関を受診していると想定された．

表1　各地域における ADPKD 有病率

点有病率	1.44：10,000	1.54：10,000	3.27：10,000	3.81：10,000	7.2：10,000	3.72：10,000	4.16：10,000	1.23：10,000	3.63：10,000
推定有病率	4.06：10,000	3.31：10,000	NA	NA	NA	NA	NA	NA	4.76：10,000
地域	中・南部ウェールズ[3]	ポルトガル南部[4]	南西ドイツ	英国	フランス	英国	北イタリア	スペイン	イタリア・モデナ州

NA：not available

(文献5）より引用・改変）

当時の日本の総人口を 125,030,000 人とし，これから人口 10 万人対の有病率を計算すると 11.67 となる．これは日本人 8,567 人に 1 例が ADPKD 患者であるとも言い換えられる．これに年齢別頻度を基に将来病院を受診すると想定される患者と，現在の患者数の合計を推計すると 31,000 例になり，4,033 人に 1 例が ADPKD 患者と推定された[1]．

単施設のデータで参考までだが，2017 年 4 月からの 1 年間に人間ドックと健診で腹部超音波検査を受けた 47,383 人を対象とし，ADPKD 診療ガイドライン（第 2 版）に基づき，腹部超音波検査で嚢胞が両腎に各々 3 個以上確認されたものを「ADPKD の可能性あり」，さらに各々 5 個以上を「ADPKD を積極的に疑う」としてスクリーニングを行った報告がある[2]．いずれかの該当者に対して病歴に関する追加の情報聴取と精密検査目的の受診勧奨を行った．その結果から ADPKD の実際の有病率とスクリーニングにおける的中率を検討した．ADPKD と確認された症例の有病率は 0.07％，人口 10 万人当たり 68 人となり，陽性的中率を用いて追跡できなかった受診者も含めた推定有病率は 0.14％，人口 10 万人当たり 137 人であった．これは日本人 730〜1,471 人に 1 例が ADPKD 患者と推定され，過去の報告より明らかに多い結果であった．

3. 諸外国の疫学調査から推定される有病率

1991 年に発表されたイギリスの中・南部ウェールズで病院を受診した患者をベースとした疫学調査では，人口 210 万人中医療を受けている患者数は 303 例で，有病率は人口 10 万人に対して 14.43 で，6,930 人に 1 例が ADPKD 患者と想定された．診断されている患者の家系内で，家族の半数が罹患していると想定した場合，患者数は 854 例となり，2,438 人に 1 例が ADPKD 患者と想定された[3]．ポルトガルで同様に行われた調査でも人口 543,442 人の地区において，84 例の ADPKD 患者が確認され，有病率は人口 10 万に対して 15.46 で，6,470 人に 1 例が ADPKD 患者と算定された．さらに推定家族内患者も含めると患者数は 180 例になり，人口 3,019 人に 1 例が ADPKD 患者と想定された[4]．

2018 年には欧州での ADPKD の有病率に関するメタアナリシスの報告がなされた[5]．1980 年 1 月 1 日より 2017 年 2 月 28 日までの期間に報告された 926 個の論文中，上記の 2 つの論文を含む計 8 個の論文が質的に採択され，同時にイタリアのモデナ州における ADPKD の有病率も報告された（表1）[5]．これらの結果，文献的には欧州での平均有病率は人口 10 万人に対して 27 で，3,704 人に 1 例が ADPKD 患者と想定された．しかし，最近のモデナ州での検討では人口 2,101 人に 1 例が ADPKD 患者と想定され，過去の報告より増加している．

米国の集団シーケンス研究では，有病率は人口 10 万人に対して 93 で，1,075 人に 1 例が ADPKD 患者と想定された[6]．米国での国立外来医療調査（National Ambulatory Medical Care Survey：NAMCS）から得られた ADPKD の有病率は，人口 10 万人に対して 43 で，2,326 人に 1 例が ADPKD 患者と想定された[7]．このことから，2017 年の米国にはおよそ 14 万人の患者が存在すると考えられる．

以上より以前には ADPKD 患者の頻度は 3,000〜8,000 人に 1 例程度と推測されていたが，最近の報告を踏まえると，2,000〜4,000 人に 1 例程度と推測される．病院での病理解剖から推定される頻度は 350〜780 人に 1 例と上昇する[8]．

4. ADPKD の罹患率（発生率）

一方患者罹患率であるが，1935〜1980 年までの米国ミネソタ州オルムステッド郡の調査結果からは，

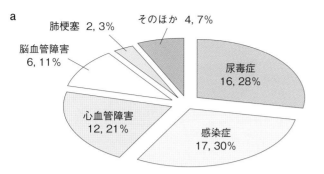

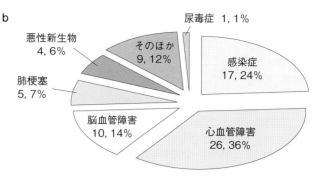

図 1　ADPKD 患者 129 例の死亡原因
a：1975 年以前の死因，b：1975 年以後の死因
グラフ内はそれぞれ死亡原因，死亡者数，比率.

（文献 12）より作成）

1 年間に新たに診断される患者数（罹患率）は人口 10
万人あたり 1.38 例であった[9]．米国の 2013〜2015 年
の NAMCS からの検討では，人口 10 万人あたり 6.2
例とかなり増加していた[7]．さらに特筆すべきこと
は，罹患率・有病率ともに性差と年齢に偏りがある
ことである．本来，ADPKD では遺伝子変異をもっ
ている患者はほぼ 100％発症するといわれている
（浸透率 100％）が，ADPKD と診断される時期には
性差がある．20〜34 歳では男性に比べ女性が 1.75 倍
多く診断されており，65 歳以上では男性が多く診断
されている．その理由として，妊娠などを契機に腹
部超音波検査で診断される例が女性には多いのでは
ないかと考えられる．さらに，女性は痛みの訴えが
多く，若いうちから画像検査を受ける機会が多い可
能性がある[10]．また，男性は腎機能低下などを契機
に診断されるので，高齢になってから診断される例
が多いと予測されている．

5. ADPKD の腎機能に対する予後

　ADPKD では 60 歳代までに約半数が末期腎不全
に至る[1]．腎機能の予後を悪化させ得るリスクファ
クターとして，①男性，②PKD1 遺伝子変異，③高
血圧の既往，④肉眼的血尿の既往，⑤3 回以上の妊
娠回数，⑥蛋白尿の既往などが挙げられている．さ
らに，PKD1 遺伝子が短縮型変異（トランケーショ
ン変異）であるか非短縮型変異（非トランケーション
変異）であるかを加味した，末期腎不全に至る予測
スコアである PROPKD Score が提唱された[11]．最
も大きく影響するリスクファクターが遺伝子変異で
あり，PKD1 の短縮型変異を 4 点，非短縮型変異を

2 点，PKD2 変異を 0 点としている．さらに，35 歳
未満での高血圧発症を 2 点，血尿・疼痛・囊胞感染
など泌尿器科的合併症が 35 歳以前に発症した場合
を 2 点，男性であることを 1 点とし，それら 4 つの
リスクファクターを合計すると 0〜9 点になる．0〜
3 点を低リスク，4〜6 点を中等度リスク，7〜9 点を
高リスクとすると，高リスク群では 60 歳未満で末期
腎不全に至る陽性的中率が 90.9％，低リスク群では
陰性的中率が 81.4％であり，PROPKD Score は腎予
後の予測に有用と考えられる．

6. ADPKD の生命予後

　血液透析や腎移植ができなかった時代には，
ADPKD 患者の最大の死亡原因は腎不全そのもので
あった．しかし 1956〜1993 年にかけての ADPKD
患者 129 例（うち 99 例は末期腎不全に至っている）の
死因を調査した研究では，透析療法や腎移植が一般
化してきた 1975 年を境にして，尿毒症によって死亡
する患者が激減したことが示されている（**図 1**）[12]．

　一方この調査研究では感染症による死亡の頻度は
1975 年前後であまり変わらず，難治性の腎や肝の囊
胞内感染や大腸憩室破裂による感染症が敗血症にま
で進展し，死亡の原因になっているものが感染症死
の 44％を占めていたと報告されている．

　そもそも透析療法を受けている患者では心血管系
疾患での死亡率が上がるが，ADPKD でも 1975 年以
後では心血管系疾患で死亡する頻度が増えている
（**図 1**）．その内訳としては心筋梗塞とうっ血性心不
全がそれぞれ 37％であった．心血管障害が直接死因
になっていない患者でも，病理解剖では 70％の患者

a
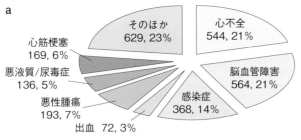

b
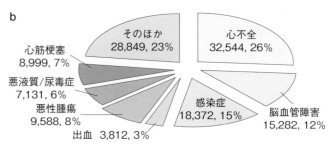

図2　わが国の1984〜2001年における透析患者の死因
a：ADPKD 2,685例　b：ADPKD以外の透析患者124,577例

（文献1）および日本透析医学会資料より作成）

に心肥大が，62％に冠動脈疾患がみられたという[12]．

スペイン南部での2007〜2016年にかけての調査研究では，ADPKD患者1,107例のうち350例が死亡しており，血液透析，腹膜透析，腎移植を受けていたのは193例（55.1％）で，残りの157例（44.9％）は腎代替療法を受けていなかった[13]．しかし，96.3％の症例で死亡時には腎不全を伴っていた．死亡時の平均年齢は60.97±14.14歳と若く，死因は不明が35.3％で一番多く，次いで心血管疾患での死亡が27.8％，腎不全が10.8％，感染症が8.2％，腫瘍が7.9％と続いていた．

わが国の透析患者の死因調査では，ADPKDでは別の透析患者に比べ，脳血管障害で死亡する頻度が高い（図2）[1]．脳血管障害では脳動脈瘤破裂によるくも膜下出血よりも，高血圧に伴う脳内出血の頻度が高い．ただし脳動脈瘤の発生と破裂は高血圧や腎不全と関係なく起こるため，若年期にADPKDの診断がついた時点でスクリーニング検査を行い，定期的な経過観察が必要となる．なおADPKDで透析に至った患者の生命予後は，わが国でも欧米でもそれ以外の原因で透析に至った患者より良好である[14,15]．さらに，ADPKDで腎移植に至った患者の生命予後も，それ以外の原因で腎移植に至った患者より良好である[16]．

◆ 文献検索

文献はPubMed（キーワード：ADPKD or autoso-

mal dominant polycystic kidney disease）で，1992年1月〜2012年7月までの期間で検索したものをベースとし，今回の改訂に際し，2019年10月までの期間を日本図書協会およびハンドサーチにて検索した．比較的精度の高い疫学調査は少なく，上記期間外であるが，有病率に関しては文献2を，罹患率に関してはほとんど唯一といえる文献5を加えた．

◆ 参考にした二次資料

なし

◆ 引用文献

1. Higashihara E, et al. Nephron 1998；80：421-7.
2. Yoshimoto T, et al. Ningen Dock International 2019；6：62-8.
3. Davies F, et al. Q J Med 1991；79：477-85.
4. de Almeida E, et al. Kidney Int 2001；59：2374.
5. Solazzo A, et al. PLoS ONE 2018；13：e0190430.
6. Lanktree MB, et al. J Am Soc Nephrol 2018；29：2592-600.
7. Willey C, et al. Kidney Dis 2019；5：107-17.
8. 東原英二．多発性嚢胞腎の疫学．東原英二監修．多発性嚢胞腎の全て．インターメディカ．p16-21．2006.
9. Iglesias CG, et al. Am J Kidney Dis 1983；2：630-9.
10. Miskulin DC, et al. An J Kidney Dis 2014；63：214-26.
11. Cornec-Le Gall E, et al. J Am Soc Nephrol 2016；27：942-51.
12. Flick GM, et al. J Am Soc Nephrol 1995；5：2048-56.
13. Garcia AIM, et al. Nefrologia 2018；38：190-6.
14. 荒井純子．透析療法．東原英二監修．多発性嚢胞腎の全て．インターメディカ．p225-232．2006.
15. Perrone RD, et al. Am J Kidney Dis 2001；38：777-84.
16. Spithoven EM, et al. Nephrol Dial Transplant 2014；29 Suppl 4：15-25.

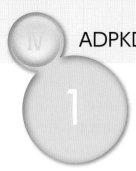

ADPKD：治療・合併症対策

1 進行を抑制する治療

1）降圧療法

CQ 1-1: 高血圧を伴う ADPKD 患者に RA 系阻害薬は推奨されるか？

推奨グレード 2C ACE 阻害薬もしくは ARB は高血圧を伴う ADPKD の末期腎不全への進展抑制効果および蛋白尿抑制効果が期待できるため，その使用を提案する．

CQ 1-2: 高血圧を伴う ADPKD 患者に厳格な降圧療法は推奨されるか？

推奨グレード 2B 厳格な降圧療法は ADPKD のアルブミン尿，左心肥大，腎容積増大を改善する効果が期待できるが，ふらつきなど副作用の頻度が高いため，50 歳未満で eGFR＞60 mL/分/1.73 m² かつ降圧療法に忍容性がある ADPKD 患者に限って，厳格な降圧療法を実施することを提案する．

要約

　高血圧は ADPKD に合併する頻度が高く，若年発症で，腎機能が低下する前から認められることが多い．ACE 阻害薬もしくは ARB による降圧療法は，末期腎不全への進展抑制効果や蛋白尿抑制効果が期待できる．血圧 110/75 mmHg 未満の厳格な降圧療法は，50 歳未満で eGFR＞60 mL/分/1.73 m² の患者であればアルブミン尿，左心肥大，腎容積増大を改善する効果が期待できるが，ふらつきや立ちくらみには注意が必要である．ACE 阻害薬と ARB を併用するメリットはない．以上から，高血圧を伴う ADPKD 患者に対し RA 系阻害薬を使用することを提案する．また，50 歳未満で eGFR＞60 mL/分/1.73 m² かつ忍容性のある患者に限って 110/75 mmHg 未満の厳格な降圧を目指すことを提案する．

背景・目的

　ADPKD では高血圧症は最も頻度の高い合併症であり，平均発症年齢は 30 歳代と早く，約半数で GFR が低下する前に高血圧を認める[1~3]．高血圧は総腎容積とともに腎機能増悪の予後指標とされる[4]．ADPKD では本態性高血圧患者と比べ PRA および PAC が高い[2]．RA 系の活性化および体液量増加は腎機能が低下する前の ADPKD ですでに認められ[5]，囊胞が拡大することで腎実質に虚血性変化が生じ，レニン分泌が亢進することが血圧上昇に関連していると考えられている[1,2]．デンマークのレジストリー研究では，RA 系阻害薬の使用により末期腎不全への到達を 4.3 年遅らせることが示されてい

る[6]．イギリスのデータベース研究では，1991 年から 2008 年の間に，RA 系阻害薬の使用は 7%から 46%に増加しており，それと関連して血圧も 142/85 mmHg から 130/80 mmHg まで低下，死亡率も低下したことが示されている[7]．

高血圧を伴う ADPKD 患者に RA 系阻害薬が有用かどうか，また厳格な降圧療法が有用かどうかについて，総死亡抑制，腎機能低下抑制，心血管イベント抑制，蛋白尿抑制，心肥大抑制，腎容積増大抑制，副作用の点から検討した．

解説

1. 結論

高血圧を伴う ADPKD 患者に対し RA 系阻害薬の使用は，クレアチニン 2 倍化，GFR 50%低下，末期腎不全の複合アウトカムを改善させ，蛋白尿減少効果があることが中等度のエビデンスで示された．総死亡抑制，腎機能低下速度の抑制，アルブミン尿抑制，心肥大抑制，腎容積増大抑制の効果に関しては十分なエビデンスがなく評価は困難であった．RA 系阻害薬は，副作用として高 K 血症や AKI が挙げられるが，その報告は限定的であり，コストについても他の降圧薬と比較し許容される範囲内である．以上より，高血圧を伴う ADPKD 患者に対し RA 系阻害薬を使用することを提案する．

血圧 110/75 mmHg 未満の厳格な降圧療法は，アルブミン尿，左心肥大，腎容積増大の改善効果があることがエビデンスとして示された．しかしハードエンドポイントとしての総死亡，腎機能低下(eGFR 低下)の抑制効果については十分な根拠は示されなかった．厳格な降圧療法は副作用として，ふらつきや立ちくらみの頻度が増える．以上から，高血圧を伴う ADPKD 患者に対し，50 歳未満で eGFR＞60 mL/分/1.73 m^2で，忍容性がある患者に限って，血圧 110/75 mmHg 未満の厳格な降圧療法を実施することを提案する．

2. RA 系阻害薬による降圧療法

ADPKD に対する降圧療法について，下記検索式を用いて，PubMed，Cochrane Library，医中誌を網羅的に検索し，一次・二次スクリーニング後，最終的に RCT もしくはシステマティックレビューの 16 文献[4,8~22]を採択した．RA 系阻害薬としては，ACE 阻害薬と ARB の 2 種類のみが採択され，アルドステロン拮抗薬や直接的レニン阻害薬を用いた RCT 論文はなかった．これらの文献を用いてシステマティックレビューを行ったが，RA 系阻害薬として ACE 阻害薬もしくは ARB が使用されており，さらに対照群として使用された薬剤はプラセボ，Ca 拮抗薬，β 遮断薬，標準治療とさまざまであった．さらに個々の RCT は観察期間の短い小規模な研究が多く，これらのエビデンスを統合して評価するにあたり十分な注意が必要と考えられた．

クレアチニン 2 倍化，GFR 50%低下，末期腎不全の複合アウトカムを扱った 3 論文[8,13,14]のメタ解析では，RA 系阻害薬の使用はクレアチニン 2 倍化，GFR 50%低下，末期腎不全の複合アウトカムを改善させることが示された(リスク比 0.68)．

蛋白尿抑制効果をみた 2 論文[8,13]のメタ解析では，RA 系阻害薬の使用は尿蛋白減少効果があることが示された(ベースラインと治療後の尿蛋白量の変化 −0.27 g/日)．

総死亡抑制(2 論文[8,11])，GFR 低下抑制(6 論文[4,11,13~16])，アルブミン尿抑制(5 論文[4,11,13~15])，LVMI 改善(2 論文[4,14])については，各論文のバイアスリスクは深刻で，症例数が少なく，効果の推定値も小さく，信頼区間が益と害をまたいでおり，十分なエビデンスではなく評価困難であった．

心血管イベント抑制をアウトカムにした RCT 論文はなかった．腎容積増大抑制効果については，小児の正常血圧を含む ADPKD 患者への ACE 阻害薬介入試験[4]のみの結果であり，十分なエビデンスはなかった．AKI や高カリウム血症など有害事象をアウトカムとして扱った RCT 論文はなかった．

ACE 阻害薬と ARB の併用の有用性について HALT-PKD 研究[19,20]が行われたが，ACE 阻害薬単独に比べ，ACE 阻害薬と ARB の併用による腎容積増大抑制効果や，死亡・末期腎不全・eGFR 50%以上の低下の複合アウトカム改善効果は見出せなかった．

ADPKD 降圧療法の RCT10 試験(対象患者数 1,386 例)を用いたネットワークメタ解析[10]では，治

療薬同士の直接比較において，すべての治療で eGFR に有意な差はなかった．ACE 阻害薬は Ca 拮抗薬に比べ有意に血圧と LVMI を下げた．ACE 阻害薬および ARB では Ca 拮抗薬に比較して有意にアルブミン尿が減少することが示されている．

RA 系阻害薬の副作用として高 K 血症や AKI が挙げられるが，その報告は限定的である．ACE 阻害薬は空咳が問題となることがあるが，ARB で代用可能である．RA 系阻害薬は Ca 拮抗薬や利尿薬など他の降圧薬に比べコストがやや高いが，許容される範囲内である．以上より，高血圧を伴う ADPKD 患者に対し RA 系阻害薬を使用することを提案する．

3. 厳格な降圧療法

3 本の RCT が採択された[19,21,22]．厳格な降圧療法の目標血圧が研究によって異なり，MDRD 試験では厳格降圧群での ACE 阻害薬の使用は約 3/4 と全症例で RA 系阻害薬が使用されていない点に注意が必要である．総死亡，腎機能低下，心血管イベントについては，イベント発生数が少なく，バイアスリスクは深刻であり，十分なエビデンスはなかった．HALT-PKD study A では，50 歳未満で eGFR＞60 mL/分/1.73 m² の ADPKD 患者において，厳格な降圧療法（降圧目標値 95/60〜110/75 mmHg）によりアルブミン尿抑制効果（厳格降圧群 −3.77%/年 vs. 通常降圧群 2.43%/年），左室心筋重量係数の改善（厳格降圧群 −1.17 g/m²/年 vs. 通常降圧群 −0.57 g/m²/年），腎容積増大抑制効果（1 年当たりの TKV を 14.2%抑制）が示された．

HALT-PKD study A では，厳格な降圧療法は通常降圧療法よりもふらつきや立ちくらみの頻度が増えたが，AKI や高 K 血症の合併頻度は変わらなかった．MDRD 試験では，GFR 13〜24 mL/分/1.73 m² の群では厳格な血圧管理で GFR 低下速度が悪化した．

以上から，高血圧を伴う ADPKD 患者に対し血圧 110/75 mmHg 未満の厳格な降圧療法は，50 歳未満の eGFR＞60 mL/分/1.73 m² かつ忍容性のある患者に限って実施することを提案する．

4. 降圧目標

MDRD 研究（含 ADPKD 患者）のフォローアップ研究において，ADPKD 患者に対する強化降圧療法

（平均血圧 93.3（126/77）mmHg）は標準降圧療法（平均血圧 98.4（134/81）mmHg）に比較して有意に末期腎不全への進行を抑制した[23]．一方，130/80〜140/90 mmHg の血圧管理の劣性も明らかになっていない[21]．

以上から，ADPKD 患者に対する血圧管理として，CKD に準じて[a]血圧 140/90 mmHg 未満を降圧目標とし，蛋白尿陽性患者では 130/80 mmHg 未満，50 歳未満の eGFR＞60 mL/分/1.73 m² かつ忍容性のある患者に限って 110/75 mmHg 未満を目指すことを提案する．

◆ 文献検索

データベース PubMed, Cochrane Library, 医中誌
検索期間　〜2019 年 6 月
検索式 PubMed, Cochrane Library：(("Polycystic Kidney Diseases"[Mesh] OR polycystic kidney disease*[TIAB] OR "Polycystic Kidney, Autosomal Dominant"[Mesh] OR ((Autosomal Dominant Polycystic Kidney*[TIAB] OR ADPKD [TIAB]))) AND ("Antihypertensive Agents" [Mesh] OR ((antihypertensive*[TIAB] OR anti hypertensive*[TIAB])) OR ((blood pressure [Mesh] OR blood pressure[TIAB])) OR ((hypertension[Mesh] OR hypertension[TIAB] OR hypertensive*[TIAB]))))
医中誌：((腎嚢胞-多発性/TH or 多発性嚢胞腎/AL)and(高血圧/TH or 高血圧/AL))and((PT＝症例報告除く)AND(PT＝原著論文))

◆ 参考にした二次資料

a. 日本腎臓学会（編）．エビデンスに基づく CKD 診療ガイドライン 2018．東京医学社，2018．

◆ 引用文献

1. Bell PE, et al. Kidney Int 1988；34：683-90.
2. Chapman AB, et al. N Engl J Med 1990；323：1091-6.
3. Ecder T, et al. J Am Soc Nephrol 2001；12：194-200.
4. Cadnapaphornchai MA, et al. Clin J Am Soc Nephrol 2009；4：820-9.
5. Barrett BJ, et al. Kidney Int 1994；46：1118-23.
6. Orskov B, et al. Kidney Int 2012；81：919-24.
7. Patch C, et al. Am J Kidney Dis 2011；57：856-62.

8. Jafar TH, et al. Kidney Int 2005；67：265-71.
9. Bolignano D, et al. Cochrane Database Syst Rev 2015：Cd010294.
10. Xue C, et al. Oncotarget 2015；6：42515-29.
11. van Dijk MA, et al. Nephrol Dial Transplant 2003；18：2314-20.
12. Maschio G, et al. N Engl J Med 1996；334：939-45.
13. Nutahara K, et al. Nephron Clin Pract 2005；99：c18-23.
14. Zeltner R, et al. Nephrol Dial Transplant 2008；23：573-9.
15. Ecder T, et al. Am J Kidney Dis 2000；35：427-32.
16. Nakamura T, et al. Am J Med Sci 2005；330：161-5.
17. Ulusoy S, et al. Ren Fail 2010；32：913-7.
18. Nakamura T, et al. Am J Med Sci 2012；343：46-51.
19. Schrier RW, et al. N Engl J Med 2014；371：2255-66.
20. Torres VE, et al. N Engl J Med 2014；371：2267-76.
21. Schrier R, et al. J Am Soc Nephrol 2002；13：1733-9.
22. Klahr S, et al. J Am Soc Nephrol 1995；5：2037-47.
23. Sarnak MJ, et al. Ann Intern Med 2005；142：342-51.

2) 飲水の励行

要約

嚢胞を形成する尿細管細胞においては，バソプレシン受容体等を介した cAMP のシグナル，作用に異常があり，管腔内への過分泌と嚢胞壁の細胞を増殖させるとされている[1]．このためバソプレシンの受容体拮抗薬が治療薬として推奨されている．一方，通常の生活面では，バソプレシン分泌を抑制する状態や cAMP が過剰となるような食品を控えることなどのメリットが指摘されている．現在，日常生活で，飲水を多くすることの有用性が臨床試験により検討されているが，少なくとも脱水状態や口喝が続くのを避けるべく，飲水を促すことが推奨される．

解説

1. ADPKD の尿濃縮/希釈力とバソプレシンの作用

ADPKD では腎機能が正常域にある時期から尿濃縮障害が出現することが指摘されている[2]．小嚢胞形成による尿細管のバソプレシンに対する反応性の変化に起因するとされ，尿の最大濃縮能が低下している．一方，Torres らは，尿の希釈力は少なくとも腎機能が正常域にある場合は保たれていると報告しており，心機能に問題がなく，また進行した腎障害がなければ水負荷を行い，バソプレシンを抑制することは可能としている．尿の浸透圧を 250 mOsm/kg H_2O 程度になるように飲水を推奨し，適応除外としては，厳しい蛋白・塩分制限時，利尿薬，バソプレシン分泌に影響を与える薬剤使用時，また排尿障害のある場合を挙げている[3]．

一方，細胞生物学的に，ADPKD の尿細管細胞では，バソプレシン受容体を介し産生された cAMP を分解するホスホジエステラーゼの活性が低下するので，細胞内では cAMP が増加し，細胞が異常に増殖し，嚢胞液が分泌して，嚢胞が形成されていくと考えられる．このためバソプレシン受容体拮抗薬が治療薬として登場した．積極的な飲水による腎機能障害進行抑制効果の報告はないが，バソプレシンの分泌抑制という観点から，飲水によりバソプレシン分泌を抑え，結果として嚢胞形成・進展を抑制することが期待されている．実験動物では，ADPKD モデル動物に飲水での水を負荷すると嚢胞の増大が抑制されたとする報告がある[4,5]．

2. 飲水負荷

実際に ADPKD で飲水による尿浸透圧，cAMP 分泌の変化を測定した報告がある．Barash らは，健常人および ADPKD（10 例 vs. 13 例）で急性および慢性の水負荷を行った結果を報告している．急性負荷では 2 時間で 2 L の飲水を行い，尿浸透圧，cAMP 排泄の低下が観察され，また浸透圧と cAMP に有意な相関が認められるが，健常人と ADPKD で差はなかった．連日 3 L の飲水 7 日間の慢性の水負荷では，尿浸透圧の低下はみられたが，尿 cAMP 排泄は，もともと排泄が高値の ADPKD で低下する傾向がみられたが，全体では有意な低下は観察されなかったと

している[6]．Wang らは 8 例の ADPKD で 24 時間蓄尿の尿量と浸透圧から，目標とする尿浸透圧 285 mOsm/kg H_2O を達成するために必要な飲水量を決定することができるとしている[7]．Higashihara らは多量飲水群 18 例では通常飲水群 16 例と比べ，1 年後のバソプレシン分泌は有意に抑制されていたが，腎容積および腎機能の変化に有意差はなく，むしろ多量飲水群では介入前よりも GFR の傾きおよび腎容積増加率が悪化していた[8]．よって飲水負荷の功罪は現時点で不明である．

今後，2 つのランダム化比較試験が計画されており，腎容積の増大率などを主要エンドポイントとして，飲水強化群と通常群の群分けをして，3 年前後の観察期間をおくとしている[9,10]．長期的に飲水のみで持続的に尿浸透圧を低下させ，ひいては cAMP を抑制すること，さらには結果として腎サイズの増大抑制や腎機能保持に関わるか否かについては，今後こうした研究の報告を待たねばならない．

3. 飲水についての説明

以上のことから，水分摂取が不足すると，ADPKD では脱水傾向になる場合もありうる．また，日頃あまり飲水をしない患者では，少なくとも脱水状況が続くようなことは控えるように飲水を促す．通常の外来では，具体的に飲水を促し，過剰に飲水しているかどうかは，尿検査での比重や血清ナトリウムなどで判断する．また，短時間に多量に飲水して，一過性にバソプレシンの分泌を抑制しても回復してしまうので，長時間で少しずつ飲水を続けるようにする．先述したように，腎機能障害や心疾患などの合併がある場合は十分な管理下で行う必要がある．

4. 塩分制限

一方，飲水の励行とともに，最近指摘がされているのは，塩分制限である．塩分制限や蛋白制限は，食事性の溶質負荷を減らすことにより，尿浸透圧の低下をもたらすのに必要な水分量を減らすことができる利点も指摘されていた．もともと塩分制限は CKD においては基本的な食事管理であり，高血圧の治療上も重要な位置を占めている．ADPKD においても，CRISP 試験では，尿中ナトリウム排泄と腎容積との相関が指摘されている[11]．また，降圧薬，降圧目標を検討した HALT-PKD 研究の post hoc analysis として行われた報告では，比較的腎機能の維持された群では，塩分制限が腎容積の増大抑制と相関がみられ，腎機能低下群では，複合エンドポイント（eGFR の 50％低下，末期腎不全もしくは死亡）と eGFR の低下に抑制効果がみられたとしている[12]．

◆ 文献検索

文献は PubMed（キーワード：ADPKD, water intake, or water or water loading）で 2015 年 7 月までの期間で検索したものをベースとし，今回の改訂に際して，2019 年 7 月までの期間をハンドサーチして検索した．

◆ 引用文献

1. Belibi FA, et al. Kidney Int 2004；66：964-73.
2. Gabow P, et al. Kidney Int 1989；35：675-80.
3. Torres VE, et al. Clin J Am Soc Neprhol 2009；4：1140-50.
4. Nagao S, et al. J Am Soc Nephrol 2006；17：2220-7.
5. Hopp K, et al. Am J Physiol Renal Physiol 2015；308：F261-6.
6. Barash I, et al. Clin J Am Soc Nephrol 2010；5：693-7.
7. Wang CJ, et al. Clin J Am Soc Nephol 2011；6：192-7.
8. Higashihara E, et al. Nephrol Dial Transplnat 2014；29：1710-9.
9. Wong ATY, et al. BMJ Open 2018；8：e018794.
10. El-Damanawi R, et al. QJM 2019；pii：hcz278.
11. Torres VE, et al. Clin J Am Soc Nephol 2011；6：640-7.
12. Torres VE, et al. Kidney Int 2017；91：493-500.

3) たんぱく質制限食

要約

ADPKD での GFR 低下の抑制に関してはたんぱく質制限食の意義は認められていない．ただし CKD としての位置づけからは CKD 診療ガイドに準拠したバランスのとれた食事が，合併症予防の観点からは推奨される．

解説

1. 臨床研究報告

Locatelli ら[1]は，PKD 74 例を含む慢性腎不全患者 456 例を対象に無作為化比較対照試験を行い，対照群(1.0 g/kg/日)に対するたんぱく質制限食(0.6 g/kg/日)の腎機能障害進行抑制効果について 2 年間の観察期間で検討した．その結果，慢性腎不全患者，ADPKD 患者ともに，両群間に差は認められなかったが，たんぱく質制限群で予定した制限を守れていなかったため，十分な評価ができていない可能性がある．少数例での検討ではあるが後ろ向き試験や RCT[2]が行われ，いずれもたんぱく質制限食は腎機能障害の進行を抑制しえていない．また，Levey ら[3]は，ADPKD 141 例を含む 585 例をたんぱく質制限群(0.58 g/kg/日，291 例)と非制限群(1.3 g/kg/日，294 例)に無作為に割付けて長期予後(エンドポイント：末期腎不全あるいは末期腎不全＋総死亡)を観察し，患者全体ではたんぱく質制限食の有効性が一部認められたものの，ADPKD 症例のみの解析では有効性が認められなかったことを報告している．

一方，Oldrizzi らの報告[4]では，0.6 g/kg/日未満のたんぱく質制限食が腎機能低下の進行を抑制したことを報告しているが，少数例(全 100 例中 ADPKD は 22 例のみ)の後ろ向き研究でありエビデンスレベルが高くない．また，ADPKD 患者を含む慢性腎臓病患者におけるたんぱく質制限食の効果を検討したメタ解析[5]では，たんぱく質制限食により腎死が 32%減少したことが報告されているが，ADPKD のみの解析は行われていない．以上より，ADPKD 患者に対するたんぱく質制限食は，腎機能障害の進行を抑制する明らかなエビデンスはなく積極的には推奨されない状況である．

2. 一般的な栄養管理

現在までのところ，ADPKD の GFR 低下に関してはたんぱく質制限食による効果のエビデンスはみられない．このため，一律に CKD としてたんぱく質制限を行うことは意味がないといえる．ただし，CKD としての，合併症の予防，特に心血管などの循環系障害について考えれば，CKD の診療指針に準拠した指導は行われない．世界的にも各ガイドラインでは，0.75～1.0 g/kg/日の中等度のたんぱく質制限を推奨するものや[6]，KDIGO の 2015 年のカンファランスでは ADPKD に関しては，特に特別なたんぱく質摂取についての推奨は行われていない[7]．

◆ 文献検索

文献は PubMed(キーワード：ADPKD, protein intake, or protein restriction)で 2015 年 7 月までの期間で検索したものをベースとし，今回の改訂に際して，2019 年 7 月までの期間をハンドサーチして検索した．

◆ 引用文献

1. Locatelli F, et al. Lancet 1991；337：1299-304.
2. Klahr S, et al. J Am Soc Nephrol 1995；5：2037-47.
3. Levey AS, et al. Am J Kidney Dis 2006；48：879-88.
4. Oldrizzi L, et al. Kidney Int 1985；27：553-7.
5. Fouque D, et al. Cochrane Database Syst Rev 2009；3：CD001892.
6. Rangan GK, et al. Nephrol(Carlton)2016；21：705-16.
7. Chapman AB, et al. Kidney Int 2015；88：17-27.

4）カロリー制限食

要約

ADPKD 細胞では，バソプレシンに対する反応性が注目されているが，さらに細胞の代謝障害，特に糖代謝の異常と細胞増殖に関わる AMPK，mTOR シグナルとの関連が明らかにされた．グルコースアナログの投与が嚢胞の進展を抑制する動物モデルの報告は，関連薬剤やさらには栄養管理という非薬剤性の治療の根拠となった．実際にカロリー制限が動物モデルで腎障害の進展，腎サイズの増大を抑制したとする報告があり，ヒトにおいても先の血圧管理の臨床試験の成績を用いた報告ながら，早期のADPKD 患者では過剰体重や肥満は増悪因子として推定されている．

解説

1. ADPKD 細胞と代謝障害

ADPKD では，細胞内シグナルの解明が進んでおり，そのシグナルカスケードを調節する因子や薬剤の応用による治療の可能性が模索されている．特に，ADPKD 細胞のバソプレシンに対する反応のみでなく，細胞代謝の変化も指摘されている．Roweら[1]，ADPKD 培養細胞では，培地の酸性化，増殖非依存性の同様の変化，高い ATP 含有を示すことに着目し，低糖濃度と高乳酸濃度を指摘した．この際，ADPKD 細胞では，エネルギーソースとして好気性解糖を利用していると推定している．グルコースを欠乏させると，ADPKD 細胞では増殖が遅くなりアポトーシス頻度が上昇した．ADPKD マウスで，解糖を阻害するためにグルコースアナログである 2-デオキシグルコース（2DG）を投与すると，腎臓の重量，体積，嚢胞インデックスおよび増殖速度が低下したと報告している．代謝のこのような変化は ERK（extracellular signal-related kinase）経路に依存しており，この経路は LKB1（liver kinase B1）-AMPK（AMP-activated protein kinase）経路を阻害する一方，mTORC1（mTOR complex 1）-解糖カスケードを活性化するという二重の働きをしている．代謝速度が亢進すると AMPK の阻害が増強される．AMPK を強制的に活性化すると，これは負のフィードバックループとして作用し，正常な ERK 活性が回復する．まとめると，これらの結果はグルコース代謝の障害が ADPKD の病理生物学的性質に根本的に関わっていることを示唆している．Chiaravalli ら[2]，実際に実験動物で 2DG の投与により，AMPK を介した腎サイズの抑制や嚢胞形成の抑制がもたらされるとしている．Takiar らは，AMPK の刺激剤であり，臨床的には糖尿病治療薬として用いられているメトホルミンが，ADPKD の培養細胞，動物モデルでの投与により CFTR および mTOR 経路の阻害となることを報告している[3]．このメトホルミンにより *pkd1* のコンディショナルノックアウトマウスで，嚢胞形成の縮小をもたらすことを報告し，AMPK の刺激が重要な経路にあたることを指摘している．

2. 栄養と細胞内シグナル

以上のような ERK，mTOR シグナルは薬剤的な制御のみでなく，栄養，代謝の状況による調節機序も知られており，それを応用した治療が検討されるに至った．AMPK は細胞内の ATP/AMP ratio により，mTOR はアミノ酸やインスリンにより調節をうけ，これらは食事量，ひいてはカロリー量によることになる．実験動物を用いた報告では[4]，軽度（30〜50%カロリー減）の食事制限では，低栄養を惹起せずに嚢胞領域や腎の線維化，炎症などの障害を用量依存的に減少させることを示している．また，Kippらの報告でも，より軽度のカロリー制限と短期間での計画であるが，腎重量や ADPKD 細胞の増殖抑制効果がみられている[5]．

3. ヒトでの報告

CKD 診療ガイドでも，通常の CKD 患者で肥満は避けるべき状態であるが，ヒトの ADPKD において

も，肥満は避けるべきとする報告がある[6]．先の HALT-PKD study の参加者のうち，腎機能が保たれた eGFR>60 mL/分の患者群で，BMI により正常体重(18.5～24.9 kg/m^2)，過剰体重(25.0～29.9 kg/m^2)，肥満(≧30 kg/m^2)と分類すると，過剰体重，肥満は腎容積の増加率と相関し，また，肥満自体は eGFR の低下率とも独立して相関があるとしている．以上の結果から，過剰体重，特に肥満は，早期 ADPKD 患者の腎病変の進行と相関があるとしている．ただし，こうした観察が進行した ADPKD 患者にも当てはまるかどうか，また，体重の減少や体重増加のコントロールが病気の進行の抑制をもたらすものかどうかは今後の検討課題である．

◆ 文献検索

　文献は PubMed(キーワード：ADPKD, calorie, or calorie restriction)で，今回の改訂に際して，2019年7月までの期間をハンドサーチして検索した．

◆ 引用文献

1. Rowe I, et al. Nat Med 2013；19：488-93.
2. Chiaravalli M, et al. J Am Soc Nephrol 2016；27：1958-69.
3. Takiar V, et al. Proc Natl Acad Sci U S A 2011；108：2462-7.
4. Warner G, et al. J Am Soc Nephrol 2016；27：1437-47.
5. Kipp KR, et al. Am J Physiol Renal Physiol 2016；310：F726-31.
6. Nowak KL, et al. J Am Soc Nephrol 2018；29：571-8.

5) トルバプタン

CQ 2 ： ADPKD の治療にトルバプタンは推奨されるか？

推奨グレード 1A 急速に進行する，もしくは急速な進行が予想される成人 ADPKD 患者に対し，利尿に伴う有害事象に留意し，肝機能検査値をモニターしたうえで，腎機能低下の抑制を目的としたトルバプタン治療を推奨する．

要 約

　腎機能低下が進行すると想定される早期(TEMPO 3：4 試験)，およびある程度腎機能低下が進行した後期(REPRISE 試験)の成人 ADPKD 患者を対象とした二重盲検ランダム化比較試験(RCT)をメタ解析したところ，バソプレシン V2 受容体拮抗薬トルバプタン投与は，eGFR 低下速度を 0.92 mL/分/1.73 m^2/年抑制した．加えて，トルバプタン投与により総腎容積増大の抑制が得られ，腎臓痛発生の減少，アルブミン尿の減少も期待される．トルバプタンによる腎機能低下の抑制効果はどの CKD ステージにおいてもみられるが，長期投与例において薬理作用の持続性と累積性がみられたことや，TEMPO 3：4 試験後のオープンラベル延長試験(TEMPO 4：4 試験)の結果から，早期からの治療介入が重要である．一方でトルバプタン投与により，前述の 2 件の RCT では利尿に伴う有害事象は相対危険度 2～4 程度で生じ，肝機能障害(ALT>基準値上限の 3 倍)の発生リスクはメタ解析の結果，ハザード比 4.75 であった．

　経過観察に基づく急速進行例や，画像診断などに基づき急速な進行が予想される例など，診療情報を駆使し進行が速く予後不良な症例を同定したうえで，腎機能低下の抑制を目的としたトルバプタン治療を推奨する．トルバプタン治療に際しては，利尿に伴う有害事象および肝機能障害発生のモニタリングを要する．

■ 背景・目的

　トルバプタンは腎集合管に存在するバソプレシンV2受容体を選択的に阻害し，cyclic AMP の産生を抑制することで，protein kinase A を介した細胞増殖および囊胞液流入を抑え，ADPKD の進展を抑制する．これまでの基礎研究の成果や TEMPO 3：4 試験[1]を含む臨床試験の結果を踏まえ，トルバプタンは初の ADPKD 治療薬としてわが国で 2014 年 3 月に承認された．使用成績調査の登録情報[a]によると年々投与を受ける患者が増え，2019 年 11 月の時点で延べ約 5,500 例にのぼる．そこで，あらためて ADPKD に対するトルバプタンの益（腎機能低下の抑制，総腎容積増大の抑制，腎臓痛発生の減少，アルブミン尿の減少）および害（利尿に伴う有害事象，肝機能障害の発生）についてシステマティックレビューをし，ADPKD にトルバプタン治療が推奨されるか否かを検討した．

■ 解説

1. 理論的根拠

　本 CQ に関連して抽出した 15 文献のうち，特にエビデンスレベルの高い研究は，二重盲検 RCT である TEMPO 3：4 試験[1]および REPRISE 試験[2]である．TEMPO 3：4 試験には，腎機能低下が進行すると想定される早期の成人 ADPKD 患者を対象とするために，総腎容積 750 mL 以上かつ推算クレアチニンクリアランス 60 mL/分以上の 1,445 例が，REPRISE 試験には，ある程度腎機能低下が進行した後期の成人 ADPKD 患者を対象とするために，18〜55 歳で eGFR が 25〜65 mL/分/1.73 m² または 56〜65 歳で eGFR が 25〜44 mL/分/1.73 m² の 1,370 例が組み入れられた．定められたトルバプタン群の 1 日投与量は，それぞれ 60〜120 mg と 90〜120 mg の範囲で服用可能な最大量であり，観察期間はそれぞれ 3 年間と 1 年間で実施された．なお 1 件のメタ解析[3]が抽出されたが，2015 年 6 月までに検索された RCT を対象としていることから，重要と考えられる REPRISE 試験[2]が含まれていなかったため，今回のシステマティックレビューには含めなかった．

A　トルバプタン治療による益
1）腎機能低下の抑制

　「腎機能低下の抑制」について，二重盲検 RCT2件，二重盲検 RCT の事後解析 2 件，非ランダム化介入試験 1 件，観察研究 3 件，薬力学試験 1 件の 9 文献を抽出した．北米と日本で実施された第 2 相試験におけるトルバプタン介入例と，性別，年齢，高血圧の有無，ベースラインの総腎容積もしくは eGFR でマッチさせた対照群を比較した研究[4]において，eGFR 低下速度は対照群で−2.1 mL/分/1.73 m²/年であるのに対し，トルバプタン群では−0.7 mL/分/1.73 m²/年と有意に遅かった（平均差 1.1 mL/分/1.73 m²/年 [95% CI, 0.24-1.92]）．その後に実施された前述の RCT 2 件[1,2]をメタ解析に資する文献として採用し，腎機能低下抑制の指標として eGFR 低下速度をアウトカムとしてメタ解析した．トルバプタンは CKD ステージによらず，投与後速やかに急性の血行動態変化に起因する可逆性 GFR 低下（主として糸球体濾過率の低下によるもので，27 例の中央値で 10％弱）をきたす[5]ため，この影響を除いた二重盲検期の eGFR データを用いた．その結果，トルバプタン群はプラセボ群と比し，eGFR 低下速度が平均して 0.92 mL/分/1.73 m²/年（95% CI, 0.63-1.22, p＜0.001）有意に遅く（図 a），ADPKD に対するトルバプタンの腎機能低下抑制効果が示された．また TEMPO 3：4 試験の事後解析[6]と日本人コホート研究[7]において，腎機能低下の抑制効果は，概ねどの CKD ステージにおいても認められた．なお TEMPO 3：4 試験の日本人サブ解析[8]において，トルバプタン群はプラセボ群と比し，eGFR 低下速度が平均して 1.22 mL/分/1.73 m²/年（95% CI, 0.41-2.02, p＝0.003）有意に遅く（図 a），日本人集団においても有効性が示された．

　トルバプタンの長期投与による効果は，Mayo clinic においてトルバプタンの治験に参加した 97 例（平均観察期間 4.6 年，最長 11.2 年）で検討された[9]．まず性別，年齢，ベースラインの eGFR でマッチさせた対照群との比較が行われ，長期に及ぶ eGFR 低下抑制効果が確認された．次に，Mayo clinic のトルバプタン投与例において，観察期間によらず eGFR

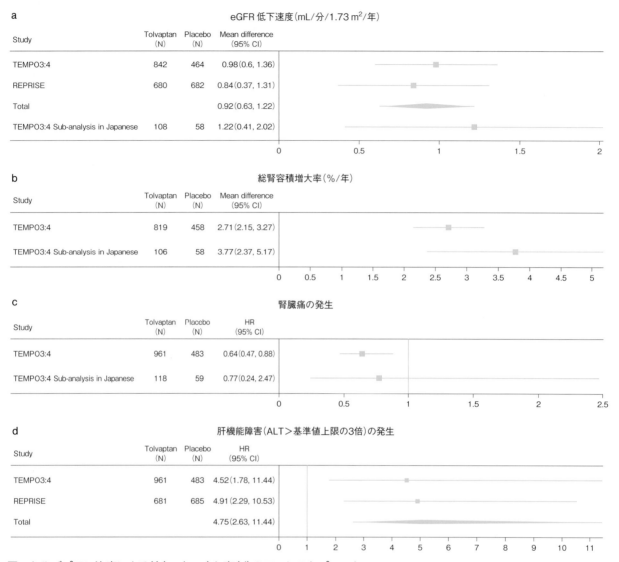

図　トルバプタン治療による益(a, b, c)と害(d)のフォレストプロット

低下速度はほぼ一定であることから，薬理作用の持続性が示された．さらに，観察期間が長いほど，ADPKDで検証済みの予測式によって算出された最終観察時GFR値よりも，実際の最終観察時eGFR値の方が有意に高い値であることから，薬理作用の累積性が明らかにされた．

トルバプタンによる早期介入の有益性(疾患修飾作用)は，TEMPO 3：4試験後に同意が得られた全症例に対し，2年間トルバプタンを投与するオープンラベル延長試験であるTEMPO 4：4試験[10]で示された．トルバプタンの後期介入群(TEMPO 3：4試験でプラセボ群→TEMPO 4：4試験でトルバプタン投与)であっても，早期介入群(TEMPO 3：4試験

でトルバプタン群→TEMPO 4：4試験でもトルバプタン投与)とeGFR低下速度に有意差はなく，加えてTEMPO 4：4試験開始時の両群のeGFRの差は観察期間の2年間維持されていた(群間差3.15 mL/分/1.73 m^2, p＜0.001)．米国の急速進行性ADPKDに対するトルバプタン治療実践ガイド[b]には，TEMPO 3：4試験[1]およびREPRISE試験[2]の結果をもとにシミュレーションが行われ，トルバプタンの早期介入による有益性が示された．具体的にはeGFR 30 mL/分/1.73 m^{2}で治療開始する場合1.5〜2.3年，eGFR 45 mL/分/1.73 m^{2}で開始する場合2.9〜4.5年，eGFR 60 mL/分/1.73 m^{2}で開始する場合4.4〜6.8年の末期腎不全(eGFR＜15 mL/分/1.73

m^2）への到達遅延効果が予測される．

2）総腎容積増大の抑制

「総腎容積（TKV）増大の抑制」について，二重盲検RCT1件，二重盲検RCTの事後解析2件，非ランダム化介入試験1件，観察研究2件の6文献を抽出した．ADPKDでは囊胞形成に伴う障害を免れた残存ネフロンの代償によって，血清クレアチニン値が上昇しない病態初期においても，腎囊胞の増大とともにTKVは増加する．したがってTKVはADPKD進行の代用マーカーとして，特に早期例で治療適応の判断や治療効果判定に用いられる．北米と日本で実施された第2相試験におけるトルバプタン介入例と，性別，年齢，高血圧の有無，ベースラインのTKVもしくはeGFRでマッチさせた対照群を比較した研究[4]において，TKV増大率は対照群で5.8%/年であるのに対し，トルバプタン群では1.7%/年と有意に低い値であった（平均差4.08%/年[95% CI, 3.05-5.13, p＜0.001]）．その後，第3相試験として行われたTEMPO 3：4試験[1]において，TKV増大率はプラセボ群で5.5%/年であるのに対し，トルバプタン群では2.8%/年と有意に抑制された（平均差2.71%/年[95% CI, 2.15-3.27, p＜0.001]）（図b）．日本人サブ解析[8]では，TKV増大率が平均して3.77%/年（95% CI 2.37-5.17, p＜0.001）有意に抑制され（図b），日本人集団においても有効性が示された．またTEMPO 3：4試験の事後解析[6]と日本人コホート研究[7]において，TKV増大の抑制効果は概ねどのCKDステージにおいても認められた．なお，REPRISE試験[2]ではTKVは評価項目に含まれなかった．

トルバプタンによる早期介入の有益性（疾患修飾作用）はTEMPO 4：4試験[10]で検討された．TEMPO 3：4試験開始時のTKVを基礎値として，そのオープンラベル延長試験であるTEMPO 4：4試験終了時までのTKV増大率は，後期介入群31.6%に比し，早期介入群29.9%（群間差1.70%[95% CI, −2.12-5.53, p=0.38]）と有意差はみられなかった．ただしTEMPO 3：4試験終了時からTEMPO 4：4試験開始時までに生じたTKV，eGFR，尿中アルブミン/クレアチニン比の不均衡とともに，年齢，身長，高血圧などの重要な共変量を補正したとこ

ろ，TKV増大率は後期介入群の31.8%に比し，早期介入群では27.6%と有意に低く（群間差4.15%[95% CI, 0.19-8.11, p=0.04]），早期介入の有益性が示唆された．

3）腎臓痛発生の減少

「腎臓痛発生の減少」について，二重盲検RCT2件，二重盲検RCTの事後解析2件の4文献を抽出した．TEMPO 3：4試験[1]ではトルバプタン群はプラセボ群に比して，臨床的な介入を要する腎臓痛の発生リスクを軽減した（HR 0.64[95% CI, 0.47-0.88, p=0.007]）（図c）．日本人サブ解析[8]においても同様のハザード比が得られたが，有意差はなかった（HR 0.77 [95% CI, 0.24-2.47, p=0.656]）（図c）．またREPRISE試験[2]の二重盲検期1年間における有害事象報告としての腎臓痛発生の割合は，トルバプタン群16.6%，プラセボ群19.0%で，相対危険度0.87（95% CI, 0.70-1.10, p=0.258）であった（相対危険度は文献データをもとに独自に計算したものである）．TEMPO 3：4試験の事後解析[11]によると，興味深いことに腎臓痛の既往も新規発生も，TKVとは関連しなかった．そしてトルバプタンによる腎臓痛発生の減少は，TKV増大の抑制によるものではなく，尿路感染，尿路結石，肉眼的血尿の発生頻度減少と関連することが示唆された．

4）アルブミン尿の減少

「アルブミン尿の減少」について，二重盲検RCTの事後解析1件を抽出した．TEMPO 3：4試験の事後解析[12]において，プラセボ群とトルバプタン群の尿中アルブミン/クレアチニン比（ACR）変化率の差で定義されたアルブミン尿の減少効果は，試験開始直後にはみられないが徐々に大きくなり，試験終了の36カ月時点で最大の24%に達した．さらにアルブミン尿の減少効果は，介入中止後の観察期間にも持続した．ゆえにトルバプタンによるアルブミン尿の減少は，急性の血行動態変化による機能的な糸球体内圧低下によるものではなく，腎組織に対する器質的な治療効果による可能性が示唆された．

B　トルバプタン治療による害

1）利尿に伴う有害事象

「利尿に伴う有害事象」について，二重盲検RCT2件，二重盲検RCTの事後解析2件，非ランダム化

表　トルバプタンによる利尿関連有害事象の相対危険度(95% CI)

	TEMPO 3：4 試験[1]	TEMPO 3：4 試験日本人サブ解析[8]	REPRISE 試験[2]
口渇	2.70(2.24-3.24, p<0.001)	2.94(1.99-4.35, p<0.001)	2.09(1.09-4.01, p=0.025)
多飲	2.96(1.79-4.89, p<0.001)		4.02(1.14-14.19, p=0.020)
頻尿	4.31(2.92-6.37, p<0.001)	7.88(3.01-20.59, p<0.001)	
多尿	2.23(1.80-2.75, p<0.001)	4.00(1.67-9.60, p<0.001)	3.29(1.69-6.41, p<0.001)
夜間尿	2.23(1.74-2.87, p<0.001)		2.68(1.39-5.16, p=0.002)

介入試験1件の5文献を抽出した．TEMPO 3：4試験[1]およびその日本人サブ解析[8]，REPRISE試験[2]において，トルバプタン群は利尿薬としての薬理作用による有害事象発生リスクが有意に高かった(表)．TEMPO 3：4試験の延長試験であるTEMPO 4：4試験[10]においては，トルバプタンの後期介入群に比し，早期介入群では，利尿に伴う有害事象の相対危険度が全般的に低かった(口渇0.93 [95% CI, 0.81-1.07, p=0.323]，多飲0.67[95% CI, 0.48-0.95, p=0.027]，多尿0.75[95% CI, 0.65-0.86, p<0.001]，夜間尿0.75 [95% CI, 0.61-0.92, p=0.008])．この理由としてTEMPO 3：4試験において利尿に伴う有害事象に不耐で脱落した患者はTEMPO 4：4試験には含まれないという選択バイアスのほか，トルバプタンの長期服用によって慣れが生じ飲水量が減った可能性も考えられる(相対危険度は文献データをもとに独自に計算したものである)．なおTEMPO 3：4試験の事後解析[13]によると，利尿に伴う有害事象による脱落例(トルバプタン群の10%に相当)は非脱落例に比し，有意に若く，腎機能が保たれ，早朝第一尿の浸透圧が高かった．これらの特徴を有する症例では，利尿に関してより慎重な観察を要する．

2）肝機能障害の発生

「肝機能障害の発生」について，二重盲検RCT2件，非ランダム化介入試験1件，観察研究1件の4文献を抽出した．TEMPO 3：4試験[1]およびREPRISE試験[2]のメタ解析によると，トルバプタン群はプラセボ群に比して，肝機能障害(ALT>3×基準値上限)の発生リスクが高かった(HR 4.75 [95% CI, 2.63-11.44, p<0.001])(図d)．TEMPO 3：4試験[1]におけるトルバプタン群とプラセボ群における肝機能障害発生頻度の不均衡を受けて，トルバプタンによる肝毒性のリスクをバイアスなく評価するた

めに，独立した判定委員会が組織された．そして米国のDrug-Induced Liver Injury Network(DILIN)基準に基づき，ADPKDのみならず非ADPKDの臨床試験データの見直しが行われた[14]．TEMPO 3：4試験[1]における肝機能障害の発生例を再検討すると，治験薬との関連が濃厚な肝障害発生(DILIN基準probable以上)はプラセボ群の484例中1例(0.2%)に対し，トルバプタン群では投薬開始から3〜18カ月の間に957例中16例(1.7%)であった．そのうち，米国医薬品局(FDA)が重度薬剤性肝障害の評価に用いる指標であるHy's Lawに該当する肝機能障害(AST，ALTが基準値上限の3倍を超えて上昇し，かつ，ALP上昇がないにもかかわらず総ビリルビンが基準値上限の2倍を超えて上昇し，かつ，被疑薬以外の原因の可能性が否定されている)は，トルバプタン群に2例含まれたが，いずれも投薬中止により回復した．なお肝機能障害の発生とトルバプタン投与量には関連がみられず，非ADPKD患者(低ナトリウム血症，心不全，肝硬変)を対象としたトルバプタンによる臨床試験では，プラセボ群との間に肝機能障害発生頻度の不均衡がみられなかった．REPRISE試験[2]においては，TEMPO 3：4試験の結果を踏まえ月1回の肝機能検査を実施した結果，Hy's Law該当例は発生しなかった．

米国の急速進行性ADPKDに対するトルバプタン治療実践ガイド[b]では，肝機能検査(AST，ALT，総ビリルビン)値が基準値上限もしくはベースラインから2倍を超えて上昇した場合には，トルバプタン投与を中断し，48〜72時間以内に肝機能の再検査を行うことや，肝機能検査値が基準値上限の3倍を超えて上昇した場合には，他の原因が特定され解決しない限り永続的に投与を中止するアルゴリズムが推奨されている．わが国では添付文書上の警告として，トルバプタン投与開始前および増量時，そして

投与中は少なくとも月1回は肝機能検査を実施し，異常が認められた場合には直ちに投与を中止し，適切な処置を行うことが明記されている．

C トルバプタン治療の実際

　すべてのADPKD患者が末期腎不全に至る自然歴を有するわけではないため，経過観察に基づく急速進行例（eGFR低下速度≧5 mL/分/1.73 m²/年もしくは5年以上連続で≧2.5 mL/分/1.73 m²/年，3回以上の測定によるTKV増大率＞5%/年）[c]や，急速な進行が予想されるMayoクラス分類[d]1C，1D，1E該当例[b]などを参考に，進行が速く予後不良な症例を，あらゆる診療情報を駆使し同定する必要がある．

　ADPKDに対するトルバプタン治療に際しては，前述の益だけではなく害をも含む科学的な根拠を患者と共有して，医療者と患者が共同で意思決定する（shared decision making：SDM）必要がある．多発性嚢胞腎財団日本支部の支援を受け，Webアンケート形式で行われた「暮らしのヒント」作成のための基礎調査[e]によると，健康関連QOLについて，包括的QOL尺度（SF-36）ではトルバプタン治療の有無による差はみられないが，腎疾患患者に特異的なQOL尺度（KDQOL）の下位尺度である「腎疾患による負担」，「睡眠」においては，トルバプタン治療患者で低い傾向にあった．利尿に伴う有害事象（特に夜間尿）が影響しているものと考えられ，診療に際し十分留意する必要がある．

　わが国におけるADPKDに対するトルバプタン投与は，TKVが750 mL以上，かつTKV増大速度が概ね5%/年以上の場合に保険適用となる．小児における安全性と有効性は確立していない．トルバプタンの導入は入院下で行い，開始後は月1回の頻度での肝機能検査，血清Na濃度を含めたモニタリングが必要である．なお，トルバプタンの処方はe-learningを受講した医師のみが可能である．

2. 経済的考慮事項

　ADPKDは難病医療費助成制度の対象疾患（指定難病）であり，「CKD重症度分類ヒートマップが赤の部分の場合」，もしくは「腎容積750 mL以上かつ腎容積増大速度5%/年以上の場合」の，いずれかの重症度を満たす場合に，所得に応じた自己負担限度額が決まり，それを超える医療費は助成が受けられ

る．加えて通常トルバプタン治療を継続すると，負担上限月額が「高額かつ長期」の特例に該当し，「一般」よりさらに低く抑えられることから，患者の立場からは比較的受療しやすい医療体制が整備されている．

　一方，費用対効果分析については米国の実情を基にして生存年数とQOLの双方を考慮したQALY（Quality Adjusted Life Years）などを用いた報告[15]が1件抽出されたが，医療経済事情が異なるわが国には適用困難であるため，独自に行う必要がある．

3. 研究推奨事項

・急速進行性ADPKDの同定：身長補正を行ったTKVと年齢に基づく進行予測（Mayo classification）[d]や，臨床情報に加え遺伝子型を用いた予後予測モデル（PRO-PKD Score）[f]が用いられているが，人種や体格が異なる日本人では検証されておらず，そのまま適用可能か否かの検証を要する．わが国独自の予測モデル構築も期待される．

・レスポンダーの予測因子：TEMPO 3：4試験[1]のプラセボ群を経て，TEMPO 4：4試験[10]でトルバプタンの投与を受けた症例のように，トルバプタン投与の前後においてそれぞれeGFR低下速度が得られる対象においてレスポンダーを定義し，そのレスポンダーを予測する因子の同定が望まれる．

・治療効果の用量依存性：あらかじめ設定された評価項目ではないが，TEMPO 3：4試験[1]においてTKV増大の抑制効果には用量依存性が示唆された（36カ月目のトルバプタン群とプラセボ群の群間差は，最頻用量60 mgで−7.56%［95% CI，−9.97−−5.16］，90 mgで−9.36%［95% CI，−11.9−−6.84］，120 mgで−9.75%［95% CI，−11.8−−7.65］）．治療効果の用量依存性を明らかにするための研究が望まれる．

・治療効果判定の代用マーカー：実臨床において，TKVの評価を治験レベルに準じた精度では行うことは困難であり，測定誤差による不確実性が大きい．またトルバプタン治療介入後もTKVがADPKD進行の代用マーカーたりうるか否かも疑問である．すでにGFR低下がみられるケースではeGFR低下速度を観察すればよいが，より鋭敏なバイオマーカーの同定が期待される．

・費用対効果分析：効率的な保健医療を提供するために，QALY などを用いて，わが国の医療情勢を考慮した費用対効果分析が望まれる．

◆ 文献検索

PubMed で，2019 年 4 月までの期間において下記検索式で検索し得られた 99 件に対し，タイトル，アブストラクトによる一次スクリーニングで 22 件，フルテキストによる二次スクリーニングを行い，本 CQ に関連する 15 件(うち 1 件は費用対効果に関する論文)を抽出した．さらに 2019 年 4 月までの期間をハンドサーチで検索し，6 件を二次資料として参考にした．

(注意事項)

アウトカムに即した解析を実施するために，抽出した文献情報による評価では不十分な場合，大塚製薬に情報開示を依頼し，治験総括報告書も参照した．その結果，症例数が論文と若干異なる場合がある．またメタ解析実施のため標準誤差が必要であったが，文献および治験総括報告書に記載されていなかったため，信頼区間から推定した．そのため，本 CQ における効果量および信頼区間の表記と，文献および治験総括報告書上の表記が若干異なる．

検索式：((((((((tolvaptan[tiab] OR "antidiuretic hormone receptor antagonists" [MeSH Terms])))) AND(("polycystic kidney, autosomal dominant" [MeSH Terms])OR "Autosomal Dominant Polycystic Kidney Disease"[tiab] OR "autosomal-dominant polycystic kidney disease"[tiab])))AND (((((((((((randomized controlled trial[pt])OR controlled clinical trial[pt])OR randomized [tiab]) OR placebo[tiab])OR drug therapy[sh]) OR ran-domly[tiab])OR trial[tiab])OR groups[tiab])) NOT((animals[mh]NOT humans[mh])))))))AND English[lang]

◆ 参考にした二次資料

a. 大塚製薬．"サムスカ使用成績調査[全例調査](ADPKD)"．大塚製薬 医療関係者向け情報サイト．https://www.otsuka-elibrary.jp/product/samsca/investigation/index.html (2019 年 11 月 20 日アクセス)．
b. Chebib FT, et al. J Am Soc Nephrol 2018；29：2458-70.
c. Gansevoort RT, et al. Nephrol Dial Transplant 2016；31(3)：337-48.
d. Irazabal MV, et al. J Am Soc Nephrol 2015；26：160-72.
e. 西村ユミ，他．"多発性嚢胞腎患者さんのための「暮らしのヒント」作成のための基礎調査(アンケート編) ご報告"．多発性嚢胞腎財団日本支部．http://www.pkdfcj.org/?page_id=837(2019 年 11 月 20 日アクセス)．
f. Gall EC Le, et al. J Am Soc Nephrol 2016；27：942-51.

◆ 文献

1. Torres VE, et al. N Engl J Med 2012；367：2407-18.
2. Torres VE, et al. N Engl J Med 2017；377：1930-42.
3. Bolignano D, et al. Cochrane Database Syst Rev 2015；CD010294.
4. Higashihara E, et al. Clin J Am Soc Nephrol 2011；6：2499-507.
5. Boertien WE, et al. Kidney Int 2013；84：1278-86.
6. Torres VE, et al. Clin J Am Soc Nephrol 2016；11：803-11.
7. Oguro M, et al. J Nephrol 2018；31：961-6.
8. Muto S, et al. Clin Exp Nephrol 2015；19：867-77.
9. Edwards ME, et al. Clin J Am Soc Nephrol 2018；13：1153-61.
10. Torres VE, et al. Nephrol Dial Transplant 2018；33：477-89.
11. Casteleijn NF, et al. Am J Kidney Dis 2017；69：210-9.
12. Gansevoort RT, et al. Nephrol Dial Transplant 2016；31：1887-94.
13. Devuyst O, et al. Kidney Int Rep 2017；2：1132-40.
14. Watkins PB, et al. Drug Saf 2015；38：1103-13.
15. Erickson KF, et al. Ann Intern Med 2013；159：382-9.

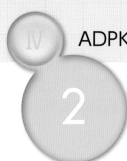

2 合併症とその対策

1）脳動脈瘤，くも膜下出血

CQ 3 ：ADPKD 患者に対する脳動脈瘤のスクリーニングは推奨されるか？

推奨グレード 2C ADPKD 患者において脳動脈瘤のスクリーニングによる全死亡率の低下および脳動脈瘤破裂の予防を支持するエビデンスはないが，頭部単純MRアンギオグラフィ（MRA）によるスクリーニングの実施を提案する．特に脳動脈瘤やくも膜下出血の家族歴がある患者には推奨する．

要 約

脳動脈瘤は ADPKD の腎外病変として広く知られている．ADPKD の未破裂脳動脈瘤の有病率は ADPKD ではない患者と比較して有意に高く，脳動脈瘤破裂は致死的合併症であるが，既報において脳動脈瘤のスクリーニングによる「全死亡率の低下」，「脳動脈瘤破裂の予防」，「脳神経外科医への早期紹介」に関して明確なエビデンスはない．しかし，ADPKD の脳動脈瘤による死亡率は 4～7％ と生命予後に大きく影響し，2 編の決断分析ではスクリーニングにより平均余命を 0.9 年延長し，質調整生存年を 1.29 年改善させ費用対効果に優れると報告されている．生命予後改善の観点から MRA による脳動脈瘤のスクリーニングは有用と考えられる．

背景・目的

ADPKD における頭部スクリーニングの対象を「全例」[a] とするか，脳動脈瘤やくも膜下出血の家族歴がある場合など「限定的」[1] にするかは国際的に一定の見解は得られていない．その理由は RCT などエビデンスレベルの高い報告がないこと，ADPKD 患者に未破裂動脈瘤の有病率が高いことは明らかであるが，その破裂率や治療の合併症のリスクが報告によってかなり異なることに起因する．そこで ADPKD における脳動脈瘤スクリーニングによる「全死亡率の低下」，「脳動脈瘤破裂の予防」，「脳神経外科医への早期紹介」をアウトカムとして SR を行い，推奨を作成した．

解説

1. 結論

ADPKD では脳動脈瘤の有病率が高く，破裂した場合には生命予後に大きく影響することから，頭部単純 MRA によるスクリーニングで脳動脈瘤を発見し，必要に応じて治療を行うことには意義があると考える．ADL，生命予後を改善する可能性があり，MRA によるスクリーニングを提案する．特に脳動

脈瘤やくも膜下出血の家族歴がある場合，脳動脈瘤破裂の既往がある場合，パイロットやバスの運転手など，脳動脈瘤が破裂した際に，社会へのリスクが大きい職業に従事する場合，情報を十分に提供しても不安が除去できない患者の場合に推奨する．フォローアップに関しては，脳動脈瘤の家族歴がある場合は数年ごとのMRAを，家族歴がない場合や，初回のMRAで脳動脈瘤がない場合でも3〜5年ごとのMRAを提案する．

2. ADPKDにおける脳動脈瘤の頻度

脳動脈瘤保有(ないし保持・発生)の危険因子は一般的に，女性，加齢，喫煙，高血圧，飲酒，くも膜下出血の既往，くも膜下出血の家族歴，そしてADPKDといわれている[2]．2011年に報告されたメタ解析では，併存疾患を有さない集団の未破裂動脈瘤の有病率は3.2%であり，ADPKDと，併存疾患を有さない集団との年齢および性別を補正した有病率の比は，6.9(95%CI：3.5−14.0)と有意に高い[3]．また，わが国を含むアジアや欧州では，米国と比較してADPKDにおける脳動脈瘤の頻度が高いことが報告されている[4]．

3. ADPKDにおける脳動脈瘤の破裂頻度

ADPKDにおける脳動脈瘤破裂の頻度は，MRAによるスクリーニングで脳動脈瘤が同定されなかった場合で0.43/1,000人年[5〜7]，スクリーニングで脳動脈瘤が同定された場合で(治療介入された例も含む)1.08/1,000人年[5,6,8]である．一方，スクリーニングなしの場合の脳動脈瘤破裂の頻度は，0.4/1,000人年[5]〜1.67/1,000人年[6]と報告により大きな違いがあり，スクリーニングを受けない場合に脳動脈瘤破裂の頻度が高くなる可能性がある．

また，MRAによるスクリーニングで脳動脈瘤がない場合でも，その後に脳動脈瘤が破裂することがあるため[6]，注意を要する．

4. 頭部単純MRAによるスクリーニング効果分析

ADPKD患者における脳動脈瘤スクリーニングによる「全死亡率の低下」，「脳動脈瘤破裂の予防」，「脳神経外科医への早期紹介」に関してSRを行ったが，RCTはなく，決断分析[6,9]，コホート研究[10]，後ろ向き観察研究[6,11〜13]，横断研究[14]を採用した．い

ずれの報告においても非直接性の問題がありエビデンスは非常に弱いものとなった．前述のように脳動脈瘤の破裂率は報告により大きな違いがあるが，決断分析では20歳の患者では，スクリーニングにより平均余命が0.9年延びることが報告されている[9]．また，ADPKD患者全例に対するスクリーニングが費用対効果に優れ，質調整生存年をスクリーニングなしに対して1.29年，脳動脈瘤の家族歴があるADPKD患者に限定したスクリーニングに対しても0.68年改善させるとのMarkovモデルによる解析も報告されており[6]，脳動脈瘤のスクリーニングによるADL，生命予後の改善が示唆される．また，一般人口と同様にADPKDにおいても，脳動脈瘤の有病率や破裂率に地域差があり，わが国を含むアジアや欧州では，米国と比較してADPKDにおける脳動脈瘤の高いことも報告されている[4]．さらに，わが国ではMRIが広く普及しており，比較的安価に施行できるという事情も勘案し，「実施することを提案する」とした．初回のMRAで脳動脈瘤がない場合でも3〜5年ごとのMRAを提案するが，フォローアップに関してのエビデンスは報告がなく，MRAによるスクリーニングで脳動脈瘤が認められない場合でも，その後に脳動脈瘤が破裂した例や，MRAによるフォローアップ中に脳動脈瘤が破裂した例の報告があることも念頭に置いて注意深く診療にあたる必要がある．

◆ 文献検索

データベース：PubMed，医中誌

期間：1990年〜2018年12月まで

検索式(PubMed)："polycystic kidney"[All Fields] AND ("intracranial aneurysm"[All Fields] OR "intracranial aneurysms"[All Fields]) AND screening

検索式(医中誌)：腎嚢胞−多発性/TH or 多発性嚢胞腎/AL)and(脳動脈瘤/TH or 脳動脈瘤/AL)and(集団検診/TH or スクリーニング/AL)

◆ 参考にした二次資料

a. Rozenfeld MN, et al. AJNR Am J Neuroradiol 2014；35：3-9.

◆ 引用文献

1. Chapman AB, et al. Kidney Int 2015；88：17-28.
2. Rinkel GJ. J Neuroradiol 2008；35：99-103.
3. Vlak MH, et al. Lancet Neurol 2011；10：626-36.
4. Zhou Z, et al. Cerebrovasc Dis 2017；44：75-82.
5. Sanchis IM, et al. Clin J Am Soc Nephrol 2019；14：1151-60.
6. Flahault A, et al. Kidney Int 2018；93：716-26.
7. Rossetti S, et al. J Am Soc Nephrol 2007；18：2143-60.
8. Xu HW, et al. Stroke 2011；42：204-6.
9. Bullter WE, et al. Neurosurgery 1996；38：506-16.
10. Schrier RW, et al. J Am Soc Nephrol 2004；15：1023-8.
11. Irazabal MV, et al. Clin J Am Soc Nephrol 2011；6：1274-85.
12. Nurmonen HJ, et al. Neurology 2017；89：1852-9.
13. Yoshida H, et al. Acta Neurochir 2017；159：2325-30.
14. Neumann HP, et al. Cerebrovasc Dis Extra 2012；2：71-9.

2）囊胞感染

CQ 4：ニューキノロン系抗菌薬は ADPKD の囊胞感染治療に推奨されるか？

推奨グレード 2C ニューキノロン系抗菌薬は ADPKD の囊胞感染治療に有効である可能性があり，治療選択肢として考慮されるが，乱用は避けるべきである．

要 約

ADPKD において，囊胞感染症はしばしば発生する重篤な合併症で，難治化し再発を繰り返すことがある．囊胞感染の起因菌としては大部分が腸管内由来の細菌で，なかでもグラム陰性桿菌が多い．グラム陰性桿菌を広くカバーし，脂溶性で囊胞透過性良好なニューキノロン系抗菌薬は，囊胞感染症の治療に推奨される．しかし，ニューキノロン系抗菌薬の適応にならない病原体が囊胞感染症の起因菌として少なからず報告されており，大腸菌などグラム陰性菌のなかにも耐性菌が高頻度に認められていることから，ニューキノロン系抗菌薬の乱用は避けるべきと考えられる．水溶性抗菌薬でも完治した囊胞感染症例も少なからず報告されており，ニューキノロン系抗菌薬を重症囊胞感染症患者，初期治療に不応性囊胞感染症患者などに適応を絞って使用することを提案する．

背景・目的

ADPKD において，囊胞感染症はしばしば発生する重篤な合併症である．実際に 30～50％の ADPKD 患者が囊胞感染症を経験すると推定され[1]，ADPKD 全体の入院のうち11％を占めるとの報告がある[2]．閉鎖腔である囊胞内での感染のため，難治化し再発を繰り返すことがある．それゆえ，抗菌薬治療は非常に重要である．

解説

1. 結論

囊胞感染は，血行性あるいは尿路から逆行性に生じると考えられ，起因菌としては大部分が腸管内由来の細菌で，なかでもグラム陰性桿菌が多い．2割程度はグラム陽性球菌などのグラム陰性菌以外が占めるとの報告もある．適切な抗菌薬治療を行うためには起因菌の検出が重要である．グラム陰性桿菌を広くカバーし，脂溶性で囊胞透過性良好なニューキノロン系抗菌薬は，囊胞感染症の治療に有効である可能性があり，使用が提案される．しかし，ニューキノロン系抗菌薬の適応にならないような病原体や

表 1 水溶性抗菌薬と脂溶性抗菌薬の治療成績 (文献 1～24 まとめ)

	水溶性抗菌薬の治療効果	脂溶性抗菌薬の治療効果	症例数の比率*	症例数 (n=76)
水溶性抗菌薬の効果があった症例 (脂溶性使用なし)	○	N. A.	23.7%	18
水溶性抗菌薬も脂溶性抗菌薬も効果があった症例	○	○	2.6%	2
水溶性抗菌薬の効果なく脂溶性抗菌薬では効果があった症例	×	○	21.1%	16
脂溶性抗菌薬の効果があった症例 (水溶性は使用なし)	N. A.	○	31.6%	24
水溶性抗菌薬の効果がなかった症例 (脂溶性抗菌薬は使用なし)	×	N. A.	7.9%	6
脂溶性抗菌薬の効果がなかった症例 (水溶性抗菌薬は使用なし)	N. A.	×	1.3%	1
水溶性抗菌薬も脂溶性抗菌薬も効果がなかった症例	×	×	11.8%	9

○：効果あり，×：効果なし，N. A.：該当なし
＊全症例数 (n＝76) に占める割合

耐性菌が少なからず報告されている．また，実際の治療成績に関する報告は少なく，囊胞感染症の治療として，ニューキノロン系抗菌薬と他剤を比較検討したランダム化比較試験は報告がない．ニューキノロン系抗菌薬が無効であった症例や，水溶性抗菌薬でも効果があった症例も報告されていることから，すべての囊胞感染患者に対してニューキノロン系抗菌薬を選択するのではなく，状況に応じて使い分ける必要があると考えられる．ニューキノロン系抗菌薬の無用な耐性化を防ぐという意味では，重症または難治性囊胞感染症患者でなければ，起因菌の判明していない状況でのエンピリカルな初期治療として，ニューキノロン系抗菌薬の使用はなるべく避けるべきと考えられる．

2. 水溶性抗菌薬と脂溶性抗菌薬の囊胞透過性

水溶性抗菌薬は，囊胞透過性が不良であることが報告されている．10 例の ADPKD で腎囊胞液の抗菌薬濃度を測定したところ，水溶性抗菌薬であるアンピシリン，セフォタキシム，アミノグリコシドは腎囊胞液濃度が低値であった[3]．他の報告でも水溶性抗菌薬のゲンタマイシンは囊胞液濃度が低値であった[4]．水溶性抗菌薬の β ラクタム系抗菌薬やアミノグリコシド系抗菌薬は，腎囊胞内への透過性が悪く，腎囊胞内薬物濃度が十分に高くならないため腎囊胞感染症治療で効果が得られないと考えられた[7]．バンコマイシンは，腎囊胞液で検出されない症例が約半数でみられた[3]．腎摘出術を施行した患者でのバンコマイシン囊胞内濃度は，投与後 3 時間，4 時間ともに検出感度以下だった[8]．メロペネムの

腎または肝囊胞内移行性 (囊胞液濃度/血中濃度) は，9.46±7.19％ と不良であったが，囊胞内のメロペネム濃度は，主なグラム陰性菌に MIC90 以上には到達していた[9]．

脂溶性抗菌薬の良好な腎囊胞内への透過性が報告されている．10 例の ADPKD で腎囊胞液の抗菌薬濃度を測定したところ，脂溶性抗菌薬のクリンダマイシン，メトロニダゾール，ST 合剤は，腎囊胞液濃度が十分に上昇していた[3,4]．ST 合剤を投与された 8 例の ADPKD，85 個の腎囊胞液分析では，ST 合剤の囊胞液濃度が十分に上昇していた[5]．脂溶性抗菌薬のシプロフロキサシン投与を受けた 7 例の患者の 70 個の腎囊胞から採取された腎囊胞液では，シプロフロキサシン濃度が十分に上昇していた[6]．

肝囊胞についての報告は少なく，脂溶性抗菌薬のシプロフロキサシンは肝囊胞の透過性が良好であるのに対して，脂溶性抗菌薬のクロラムフェニコールは透過性が良好ではなかった[10]．脂溶性抗菌薬と水溶性抗菌薬の定義は油水分配係数によるが，ニューキノロン系抗菌薬の中でも油水分配係数には違いがあり，囊胞透過性には差がある可能性がある．また，囊胞内の感染巣が酸性に傾いている場合にはその分配係数は低くなる可能性があり，囊胞透過性は変化する可能性がある．これらの抗菌薬の囊胞内への透過性の研究の多くは，臨床的に囊胞感染が起きていない患者で行われたものであることにも注意が必要である．

3. 水溶性抗菌薬の治療成績

多発性囊胞腎患者の囊胞感染症に対して，水溶性

抗菌薬を使った報告で治療効果が明記されているものは26報告(51症例)あり，そのうち20症例(39.2%)で水溶性抗菌薬が有効であった．16症例で脂溶性抗菌薬に変更したところ効果を認めた．6症例(11.8%)で水溶性抗菌薬単独で効果を認めず，嚢胞ドレナージが必要であった．9症例(17.6%)で水溶性抗菌薬ならびに脂溶性抗菌薬ともに効果を認めなかった．

4. 脂溶性抗菌薬の治療成績

多発性嚢胞腎患者の嚢胞感染症に対して，脂溶性抗菌薬を使った報告で治療効果が明記されているものは21報告(52症例)あり，そのうち24症例(46.3%)で脂溶性抗菌薬が単独で有効であった．2症例(3.8%)は水溶性抗菌薬と脂溶性抗菌薬が両方ともに有効であり，水溶性抗菌薬の効果を認めず脂溶性抗菌薬に変更した結果，16症例(30.8%)に効果を認めた．1症例(1.9%)において脂溶性抗菌薬の効果が乏しく嚢胞ドレナージを必要とした．9症例(17.3%)において水溶性抗菌薬ならびに脂溶性抗菌薬ともに効果を認めなかった．

5. ニューキノロン系抗菌薬の治療成績

長期間にわたり他の抗菌薬で治療を受けていた腎嚢胞感染の1症例が，シプロフロキサシンに変更したところ1週間で治癒した[11]．B群溶連菌による腎嚢胞感染症患者が，レボフロキサシンとアンピシリンを投与され，嚢胞ドレナージを受けて軽快した．レボフロキサシンの嚢胞液濃度はアンピシリンよりも良好であった[12]．33人(41エピソード)の嚢胞感染症の報告では，初期治癒率は，βラクタム系抗菌薬単剤では33%であるが，ニューキノロン系抗菌薬単剤では66%であり，ニューキノロン系抗菌薬のほうが，初期治癒率が良好であった[2]．15ケースの腎嚢胞感染のうち，1ケースでしか初期治療で改善せず，脂溶性抗菌薬に変更して83%が改善した[13]．一方で，ニューキノロン系抗菌薬のみでは治癒せず，他剤と併用や嚢胞ドレナージを行うことで改善した症例も9例みられた[14〜23]．

6. 嚢胞感染の起因菌の検討

グラム陰性菌の報告が多いが，グラム陽性菌，嫌気性菌，真菌など，さまざまな菌が嚢胞感染の起因菌として報告されている[24]．起因菌として2割程度

は，ニューキノロン系抗菌薬が通常適応にならないグラム陽性球菌などのグラム陰性菌以外の病原体が占めるとの報告がある[24]．また，大腸菌などのグラム陰性菌のなかにも，キノロン系抗菌薬に耐性菌が高頻度に認められたとされている[24]．ニューキノロン系抗菌薬の効果がないと考えられる病原体が少なからずみられることに，十分留意するべきである．

7. 感染症治療の実際

嚢胞感染症の治療は，やはり他の感染症と同様に可能な限り起因菌を検出し，起因菌の薬剤感受性を調べることが重要である．そのためには，抗菌薬投与前に少なくとも2セット以上の血液培養検査を行う．尿が出ている場合には，尿培養検査を行う．抗菌薬抵抗性嚢胞感染で，必要があれば嚢胞穿刺ドレナージ術を行い，嚢胞液の培養検査を行う．起因菌が判明したら，それに応じた抗菌薬を選択するべきである．しかし，もし水溶性抗菌薬を選択する場合には，嚢胞内への透過性が不良であることを十分に考慮し，投与方法や投与量を調整する必要がある．重症例では，最大量での抗菌薬投与を検討するべきである．また，複数の抗菌薬を併用投与すると治療効果が増すという報告もある[2]．嚢胞感染症に対する抗菌薬の投与期間に関して定説はないが，通常は最低でも4週間は継続するとされている．

ニューキノロン系抗菌薬は，良好な嚢胞内への透過性が報告されている．しかし，嚢胞感染の起因菌としてグラム陽性菌などニューキノロン系抗菌薬の適応にならない菌種やグラム陰性菌のなかにも耐性菌が少なからず報告されている．実際の治療報告でもニューキノロン系抗菌薬で治癒に至らなかった症例が報告されていることから，ニューキノロン系抗菌薬は常に有用であるとは限らないといえる．一方で，脂溶性抗菌薬を用いずとも水溶性抗菌薬でも治癒された症例も少なからず報告されており，あえて脂溶性抗菌薬を使わずに，水溶性抗菌薬で治癒できる症例も存在することがわかる．このようなことから，脂溶性抗菌薬と水溶性抗菌薬をうまく使い分けていく必要があると思われる．例えば生命の危険が差し迫っていないような軽症な嚢胞感染症例に対しては，ニューキノロン系抗菌薬をあえて使わなくても済む可能性があり，水溶性抗菌薬で治療すること

を検討してもよいと考えられる．一方で，生命の危険性が迫っている難治性症例や初期治療に失敗したような抗菌薬抵抗性症例では，ニューキノロン系抗菌薬をより積極的に使用していく必要性が高いと考えられる．ニューキノロン系抗菌薬が適応にならないような菌種をカバーするスペクトラムを有する薬剤の併用も，重症症例では重要と思われる．また，別の脂溶性抗菌薬である ST 合剤も大腸菌などのグラム陰性菌に対して有効であり，選択肢として考慮してもよいと思われる．

◆ 文献検索

　検索は，PubMed, Cochran, 医中誌を用いて 2019年 6 月 5 日までの期間で行った．

PubMed 検索式

(("polycystic kidney diseases"[mesh]) AND ("Anti-Bacterial Agents"[mesh] OR "Anti-Bacterial Agents"[Pharmacological Action])) AND (JAPANESE[LA] OR ENGLISH[LA])

Cochran(検索式：

#01　[mh "Polycystic Kidney Diseases"]

#02　(polycystic kidney disease*)：ti,ab,kw

#03　#1 OR #2

#04　#3 AND（[mh Ampicillin] OR Ampicillin*：ti, ab, kw)

#05　#3 AND（[mh Cefotaxime] OR Cefotaxime*：ti, ab, kw)

#06　#3 AND（[mh Meropenem] OR Meropenem*：ti, ab, kw)

#07　#3 AND（[mh Vancomycin] OR Vancomycin*：ti, ab, kw)

#08　#3 AND（[mh Gentamicins] OR Gentamicins*：ti, ab, kw)

#09　#3 AND（[mh Clindamycin] OR Clindamycin*：ti, ab, kw)

#10　#3 AND（[mh Chloramphenicol] OR Chloramphenicol*：ti, ab, kw)

#11　#3 AND（[mh Ciprofloxacin] OR Ciprofloxacin*：ti, ab, kw)

#12　#3 AND（[mh Ofloxacin] OR Ofloxacin*：ti, ab, kw OR [mh Levofloxacin] OR Levofloxacin*：ti, ab, kw)

#13　#3 AND（[mh "Trimethoprim, Sulfamethoxazole Drug Combination"] OR Trimethoprim*：ti, ab, kw)

#14　#3 AND（[mh Metronidazole] OR Metronidazole*：ti, ab, kw)

#15　#3 AND [mh "Anti-Bacterial Agents"]

#16　#6 OR #9 OR #11 OR #12 OR #14 OR #15

医中誌検索式

((((多発性嚢胞腎/TH) and (抗感染剤/TH))) and (PT= 会議録除く and CK= ヒト))

◆ 検索結果

　PubMed 193 件，Cochrane 4 件，医中誌 91 件(重複 9 件除く)を抽出した．

　アブストラクトスクリーニングにて，PubMed 38件，医中誌 15 件，Cochrane 4 件を選択し，full text review を行った．このなかに含まれなかった 2014年のガイドラインに用いられた論文を 1 件追加した．多発性嚢胞腎の嚢胞感染症に対して抗菌薬治療を行い，その治療結果，嚢胞内薬物透過性について明記してある英語論文または日本語論文を選択した．最終的に，本 CQ に関連する症例報告 25 件，症例集積 11 件を選択した．

◆ 引用文献

1. Alam A, et al. Clin J Am Soc Nephrol 2009；4：1154-5.
2. Sallée M, et al. Clin J Am Soc Nephrol 2009；4：1183-9.
3. Bennet WM, et al. Am J Kidney Dis 1985；6：400-4.
4. Schwab SJ, et al. Am J Kidney Dis 1983；3：63-6.
5. Elzinga LW, et al. Kidey Int 1987；32：884-8.
6. Elzinga LW, et al. Antimicrob Agents Chemother 1988：32：844-7.
7. Muther RS, et al. Kidey Int 1981；20：519-22.
8. Chow KM, et al. Clin Infect Dis 2005；40：205.
9. Hamanoue S, et al. BMC Nephrol 2018；19：272.
10. Telenti A, et al. Mayo Clin Proc 1990；65：933-42.
11. Rossi SJ, et al. Annals Pharmacother 1993；27：38-9.
12. Hiyama L, et al. Am J Kidney Dis 2006；47：E9-13.
13. Schwab SJ, et al. Am J Med 1987；82：714-18.
14. Shimano S, et al. Intern Med 2018；57：219-22.
15. Mandai S, et al. J Infect Chemother 2014；20：732-4.
16. Kim H, et al. J Korean Med Sci 2013；28：955-8.
17. Serkan Öncü, et al. Ren Fail 2013；35：302-4.
18. Yang CC, et al. Med Princ Pract 2012；21：576-8.
19. 加藤秀一，他．日泌会誌 2013；104：536-9.
20. Soussan Michael, et al. Annals of Nuclear Medicine 2008；

22：529-31.
21．吉嶺朝陽，他．茨厚病会誌 2014；27：
22．鬼塚史朗，他．腎と透析 2015；Suppl：63-6.

23．Palou J, et al. Nephrol Dial Transplant 1998；13：1606-8.
24．Suwabe T, et al. Eur J Clin Microbiol Infect Dis 2015；34：1369-79.

3）囊胞感染に対する囊胞穿刺

要約

抗菌薬の経静脈投与による保存的治療に抵抗性の難治性囊胞感染に対しては，ドレナージによる治療が必要であり，巨大な感染性囊胞や再燃性囊胞感染に対しては，より早期のドレナージが提案される．

背景

ADPKD における囊胞感染は，年間当たり1%の患者に発症し，ADPKD 患者が入院する原因の 10%を占めるとの報告もある[1]．閉鎖腔である囊胞感染に対し，脂溶性で囊胞透過性良好なニューキノロン系抗菌薬は，囊胞感染症治療の第一選択として推奨されるが，抗菌薬による治療に抵抗性の囊胞感染には，ドレナージによる治療が必要となる．

解説

難治性囊胞感染にはドレナージによる治療が行われてきた．超音波ガイド下にて比較的安全に施行できる手技であり，難治例に対しては，腎摘出術を行う前にまずドレナージ療法を試み，感染の重篤化を防ぐべきである．また，囊胞径が 5 cm 以上の感染囊胞は難治性となる傾向があり，早期のドレナージ療法の実施を提案する．感染囊胞の同定は，超音波やCT スキャン，MRI では難しく，PET スキャンの使用が提案されるが，保険適用外である．

ドレナージの有効性および安全性

経静脈的抗菌薬投与による治療に抵抗性の難治性囊胞感染症に対し，腎摘出術に代わり経皮的ドレナージによる治療奏効例が古くから報告されており[2,3]，複数の感染囊胞に対し複数のドレナージを留置した例も報告されている[4]．ドレナージ奏効例では，発熱および疼痛などの臨床症状の改善，囊胞径の縮小が認められ，ドレナージ液からの細菌培養が

陰性となればドレナージ抜去が可能となる[4]．Akinci らの報告では，3 人の ADPKD 患者の4つの腎臓における計16個の感染囊胞に対し，局所麻酔および経静脈投与による鎮静下にて，超音波ガイド下に穿刺を行い，4 cm 以上の囊胞径をもつ囊胞に対しては，さらに造影剤を囊胞に注入しながら X 線透視下にカテーテルを挿入してドレナージを施行している．3〜8 cm の囊胞径をもつ感染囊胞に対するドレナージ挿入および治療成功率は 100% であり，合併症の発症は 0% であった[5]．また，生命予後に大きな影響を及ぼし，緊急で腎摘出が必要とされることの多い気腫性囊胞感染に対し，経静脈的抗菌薬投与，ドレナージに加え，ドレナージを介した抗菌薬の局所投与を行った症例も報告されている[6]．

ドレナージの適応基準

経静脈的に適切な抗菌薬投与を 1〜2 週間投与しても発熱が続いている場合は，治療抵抗性と判断しドレナージの適応と考えられる[a]．

これまで経験的に囊胞径が 5 cm を超える場合は抗菌薬による保存的治療に抵抗性と考えられてきた[3]．Sallée らによる 389 名の ADPKD 患者を対象とした単一施設による後方視的研究では，33 名の患者が計41回の囊胞感染を発症しており，そのうち計8 例（腎囊胞感染5 例，肝囊胞感染3 例）のエピソードにおいて，抗菌薬による治療に抵抗性であり，ドレナージもしくは腎摘出術，肝部分切除術の適応となった．明らかなデータは示されていないが，5 cm を超える囊胞径をもつ囊胞の感染では，抗菌薬による保存的治療だけでは奏効せず，早期のドレナージ

が必要であると報告している[1]．また，Suwabe らの単一施設による後方視的研究では，嚢胞感染で入院した ADPKD 患者 310 名，計 657 回のエピソードにおいて，1〜2 週間にわたる抗菌薬治療に抵抗性で発熱が続いた難治性嚢胞感染患者 201 名，計 314 回のエピソードに対しドレナージによる治療が行われている．比較的早期にドレナージを行う利点として，起因菌を同定できる可能性とともに，生命予後を悪化させる要因である，複数の嚢胞にわたる感染や複数の起因菌による嚢胞感染へと進展することを防ぐ効果があると報告している．この研究において，発症およそ 2 週間後に嚢胞液から検出された細菌の半分以上が，発症直後の血液培養で検出された細菌と一致しないと報告されており，特に重篤な嚢胞感染では経過中に重複感染が生じている可能性が示唆され，興味深い[7]．

　ADPKD では，嚢胞が多発しているため，感染性嚢胞の部位によっては技術的に穿刺が困難な場合があり，穿刺の適応は画像などで適切に判断すべきである．

感染嚢胞の診断

　感染をきたした嚢胞の診断には，嚢胞貯留液からの細菌培養陽性が確定診断となるが，その検出率は 20〜30％と決して高くはない[1,7]．また，Sallée らの報告では，超音波，CT スキャン，および MRI で感染嚢胞を検出できなかった割合はそれぞれ 94％，82％，および 60％であり，これらの画像診断では感染した嚢胞の同定は難しい[1]．しかしながらこの MRI の拡散強調像にて撮影することで，感染嚢胞の同定が可能とする報告もある[8]．かつてはガリウムシンチグラフィが感染嚢胞の検出，同定に使用され

ていたが[9]，最近では感染嚢胞の検出における PET スキャンの有用性が報告されており[10]，炎症性細胞が活発に糖アナログである FDG を取り込むことで感染嚢胞が検出される．嚢胞内出血も同様に PET スキャンにて集積を認めるが，CT スキャン検査にて鑑別が可能である．

◆ 文献検索

　文献は PubMed（キーワード：polycystic kidney, drainage）で 2015 年 7 月までの期間で検索したものをベースとし，今回の改訂に際し，2018 年 7 月までの期間を日本図書協会およびハンドサーチにて検索した．

◆ 参考にした二次資料

a. Torres VE. Polycystic kidney disease autosomal-dominant and recessive forms. In：Massry SG, Glassock RJ(eds). Textbook of nephrology. 4th ed. Lippincott Williams & Wilkins, p896-904, 2001.

◆ 引用文献

1. Sallée M, et al. Clin J Am Soc Nephrol 2009；4：1183-9.
2. 平野章治，他．泌尿紀要 1987；33：765-70.
3. Chapman AB, et al. Am J Kidney Dis 1990；16：252-5.
4. Palou J, et al. Nephrol Dial Transplant 1998；13：1606-8.
5. Akinci D, et al. Cardiovasc Intervent Radiol 2008；31：926-30.
6. Kim H, et al. J Korean Med Sci 2013；28：955-8.
7. Suwabe T, et al. Eur J Clin Microbiol Infect Dis 2015；34：1369-79.
8. Suwabe T, et al. Clin Exp Nephrol 2012；16：892-902.
9. Waters WB, et al. J Urol 1979；122：383-5.
10. Bleeker-Rovers CP, et al. Am J Kidney Dis 2003；41：E18-21.

4）腎嚢胞穿刺吸引

要　約

　ADPKDにおいては，手術もしくは経皮的穿刺による嚢胞の縮小減圧は腎機能保全，高血圧の改善，慢性疼痛の寛解につながることが期待されてきたが，慢性疼痛の寛解以外の効果は明らかではない．そのため，ADPKDにおける腎嚢胞穿刺吸引療法は，鎮痛薬の効果が期待できない慢性疼痛への適応以外は推奨されない．また，その疼痛改善効果は嚢胞縮小減圧手術に比べて少なく短期である．

　また，嚢胞感染における診断やドレナージ，悪性腫瘍の合併が疑われる場合の診断には，腎嚢胞穿刺吸引療法の実施を提案する．

背景

　ADPKDにおける腎嚢胞穿刺吸引療法は，基本的に単純性腎嚢胞などへの穿刺療法[1]と同様に考えられる．歴史的に，ADPKDでは穿刺吸引や開腹ないし腹腔鏡手術による嚢胞縮小減圧が，腎機能保全，降圧療法，慢性疼痛の改善，腹部圧迫症状の改善につながることが期待されてきたが，腎機能保全，降圧効果については明らかではない[2]．ADPKDへの腎嚢胞穿刺吸引療法をどのような場合に推奨するか解説する．

解説

腎嚢胞穿刺吸引療法の有用性

　経皮的穿刺もしくは外科的手術による嚢胞の縮小減圧はADPKDの残存ネフロンの機能保存につながることが期待されたが，手術によってかえって腎機能が悪化する場合があり，意見が分かれていた．

　ADPKDにおける手術に嚢胞縮小減圧についての文献レビューでは[2]，腎機能を悪化はさせないが改善する効果はなく，一部の患者で術前の低腎機能が術後の腎機能悪化を促進しているようにみえるが，今後の研究が必要だとしている．また，降圧療法としての可能性を秘めているが，今までの臨床研究からは明らかとはいえない．しかし，疼痛緩和には有効であり，ADPKDが原因の鎮痛薬の効果が期待できない慢性疼痛への適応は推奨している．

　腎嚢胞穿刺吸引療法を行った10名のADPKD患者ではクレアチニンクリアランスや尿中NAGおよびβ2ミクログロブリン排泄，99mTc-ジメルカプトコハク酸の腎取り込みに有意な変化がなかったうえ，むしろ一過性の蛋白尿増加やイヌリンクリアランス低下がみられた[3]．したがって現状の限られたエビデンスからは，ADPKDの腎保護を目的としての腎嚢胞穿刺吸引療法は推奨できない．

　11名のADPKD患者において，大きな嚢胞にエタノール注入をしたところ，7名で12〜24カ月の疼痛緩和が得られたと報告されている[7]．嚢胞穿刺によっての疼痛改善効果は一部の報告を除いて手術に比べて少なく短期である[4〜6]．ADPKDの慢性疼痛に対する嚢胞穿刺吸引療法は，1つないし数個の大きな嚢胞が症候の主な原因となっている場合に半年ないし数年の短期の効果を目的として考慮される．

　また，抗菌薬に抵抗性のADPKDの腎嚢胞感染に穿刺吸引による診断やドレナージが有効であったという症例報告は多く，考慮してもよい（別頁参照）．

腎嚢胞穿刺の手技と合併症

　手技は症候性単純性腎嚢胞のエコー下経皮的腎嚢胞穿刺吸引療法が応用されている．症候性単純腎嚢胞の場合には，吸引だけではすぐ嚢胞は元の大きさに戻ってしまうので，縮小効果を維持するために硬化剤を使用するのが通例である．硬化剤の使用時にはX線透視は必須である．どのような硬化剤を使用してどのような手技で行えば安全で最も効果的かということは定まっていないが，エタノールが使用される機会が最も多い[1]．わが国では，ミノサイクリンもよく使用されている．しかし，穿刺針で直接エ

タノールを注入して尿路や腎外への漏出などの重大な合併症をきたしたとの報告があり，針ではなく細径(5 Fr くらいの)先端がJ型もしくはピッグテール型になるカテーテルを通して硬化剤を使うことが一般的である．

ADPKD では，1 個ないし数個までの大きな嚢胞をエタノールで治療する場合にカテーテルが使用されている．多数の嚢胞を穿刺する場合，手技を簡便化するために針で吸引のみか，硬化剤としてエタノールより安全と思われるミノサイクリン，n-butyl cyanoacrylate(NBCA)が硬化剤として使用されている[5~7]．穿刺嚢胞数が多いほど治療効果は高いと考えられるが，安全性を考慮して，1 つないし少数の大きな嚢胞が疼痛などの症候をきたしている可能性が高いと考えられる場合に限って，カテーテルで硬化剤を使用する穿刺療法を行うことを推奨する．多数の嚢胞への硬化剤の使用については推奨しない．穿刺に伴う合併症として，気胸，嚢胞出血，血尿，嚢胞感染などが報告されている．

保険適用

保険適用については，嚢胞への穿刺吸引だけの場合，「J012 腎嚢胞又は水腎症穿刺」で，また，嚢胞に対する長期縮小消失を目的としてアルコール等を注入する場合，「K771 経皮的腎嚢胞穿刺術」で請求

できる．ただし，薬剤として，無水エタノールとミノサイクリンは保険適用外使用となる．

◆ 文献検索

PubMed を以下のキーワード(ADPKD，polycystic kidney，cyst puncture，Renal cyst puncture，surgery，fenestration，decortication，marsupialization，decompression，ablation，aspiration)で 2015 年 7 月までの期間で検索したものをベースとし，今回の改訂に際し，2018 年 7 月までの期間をハンドサーチにて検索した．

◆ 参考にした二次資料

a. Segura JW, et al. Chronic pain and its medical and surgical management in renal cystic diseases. In：Watson ML, Torres VE(eds). Polycystic Kidney Disease. Oxford Medical Publications, p462-80, 1996.

◆ 引用文献

1. Skolarikos A, et al. BJU Int 2012；110：170-8.
2. Millar MB, et al. J Endourol 2013；27：528-34.
3. Higashihara E, et al. J Urol 1992；147：1482-4.
4. Bennett WM, et al. J Urol 1987；137：620-2.
5. Uemasu J, et al. Nephrol Dial Transplant 1996；11：843-6.
6. Kim SH, et al. Korean J Radiol 2009；10：377-83.
7. Lee YR, et al. Korean J Radiol 2003；4：239-42.

5) 嚢胞出血/血尿(トラネキサム酸)

要約

嚢胞出血は ADPKD の症状としてよくみられ，その原因としては外傷，腎結石，腫瘍，感染などが挙げられるが，特に誘因のない出血も認められる．嚢胞出血の多くは自然治癒あるいはベッド上安静にて改善する．しかしながら貧血が進行し輸血が必要となる場合には腎動脈塞栓療法や外科的手術を考慮しなければならない．内科的治療として一般的に止血薬として種々の出血性疾患に用いられているトラネキサム酸を ADPKD の難治性の嚢胞出血に対して静脈あるいは経口投与することで速やかに止血され，副作用はなかったという報告があり，保存的治療の効果がない場合には，考慮してもよい．

▶ 背景

嚢胞出血は ADPKD の症状としてよくみられ，

60％以上に少なくとも 1 回以上の肉眼的血尿を経験するとされる[1]．その原因としては外傷，腎結石，腫瘍，感染などが挙げられるが，特に誘因のない出

血も認められる．囊胞出血を繰り返す患者では，明らかに腎容積が大きく，腎機能障害の進行が速いとされている[1]．また，出血は疼痛などの症状のためにQOLを低下させる．囊胞出血の多くは自然治癒あるいはベッド上安静にて改善する．しかしながら貧血が進行し輸血が必要となる場合には腎動脈塞栓療法や外科的手術を考慮しなければならない．

ADPKDに対するトラネキサム酸治療

トラネキサム酸は一般的に止血薬として種々の出血性疾患に用いられている．ADPKDの囊胞出血に対するトラネキサム酸使用の報告は数少ない．Pecesらは，2009～2011年までに保存的加療や第Ⅶ因子の補充などで改善しない難治性の囊胞出血に対しトラネキサム酸の投与を行った8例について報告している[2]．3例が静脈投与，5例が経口投与されているが，いずれも数日で止血されており，特に血栓症や腎機能低下などの副作用は認めていない．そのほか，両側腎摘をせざるを得ないほどの囊胞出血が20 mg/kgのトラネキサム酸静脈投与で止血された症例[3]，連日輸血を必要とし，血管造影にて出血源を同定することが不可能であったが，トラネキサム酸11 mg/kgの経口投与にて速やかに止血された症例[4]の報告がある．いずれも副作用はなかったとしている．2017年に報告された止血薬であるエタムシレートとトラネキサム酸の治療効果を比較した後ろ向きの研究でもトラネキサム酸静注群で止血までの期間が短く，輸血量が少なかったとされている[5]．

以上より，ADPKDの囊胞出血においてトラネキサム酸は保存的治療の効果がない場合には考慮してもよい．

トラネキサム酸は腎排泄性のため，腎機能低下している場合には過量投与となる可能性がある．過量投与による有害作用として痙攣等が知られているため，腎機能に合わせた用量調整が必要である．GFRまたはCcr 15～59 mL/分では初回500 mg，2回以降250 mgを隔日投与，GFRまたはCcr＜15 mL/分では初回500 mg，2回目以降150 mgを週3回，透析患者では初回500 mg，2回以降150 mgを週3回投与，HD患者はHD後に静脈投与する．経口投与はGFRまたはCcr15～59 mL/分では250～500 mg/日投与，GFRまたはCcr＜15 mL/分では250～500 mgを週3回投与，透析患者では250～500 mgを週3回投与，HD患者はHD後に投与する[a]．

◆ 文献検索

文献はPubMed（キーワード：polycystic kidney, tranexamic acid, bleeding, hematuria, renal hemorrhage）で2012年7月までの期間で検索したものをベースとし，今回の改訂に際し，2018年12月までの期間を日本図書協会およびハンドサーチにて検索した．

◆ 参考にした二次資料

a．薬剤性腎障害診療ガイド2016．日腎会誌2016；58：477-555．

◆ 引用文献

1．Johnson AM, et al. J Am Soc Nephrol 1997；8：1560-7.
2．Peces R, et al. Nefrologia 2012；32：160-5.
3．Vujkovac B, et al. Blood Coagul Fibrinolysis 2006；17：589-91.
4．Alameel T, et al. J Int Nephrol 2011；203579.
5．Yao Q, et al. Kidney Blood Press Res 2017；42：156-64.

6) 尿路結石

要　約

ADPKD において，20〜30%に尿路結石が合併するといわれている．発生原因には，解剖学的な尿流停滞と代謝障害が関与している．結石成分としては尿酸結石の割合が多く，代謝障害として高シュウ酸尿症が多いとされている．ADPKD での尿路結石の予防効果を検討した報告はないが，水分摂取などの，一般的な代謝障害による尿路結石の再発予防法が提案される．

背景

ADPKDにおいて20〜30%に尿路結石が合併するといわれており，わが国の報告では，ADPKD 患者の男性で約21%，女性の約13%に尿路結石の合併を認めている[1]．ADPKDにおける腎結石の合併率は，腎容積や腎嚢胞の大きさが大きいほど高くなり，尿流停滞が関与していると考えられる[2,3]．一般的な代謝障害による尿路結石では，シュウ酸カルシウム結石が大半を占めるが，ADPKD に合併する上部尿路結石では尿酸結石が最も多く，次にシュウ酸カルシウム結石が多い．この原因についてはさまざまな議論がなされているが，いまだ明らかではない．

尿路結石による疝痛発作は，激しい側腹部や腰背部痛が特徴で，悪心，嘔吐などの消化器症状を伴うこともある．通常肉眼的血尿もしくは顕微鏡的血尿を伴うが，結石が尿管を塞ぎ，血尿を呈さないこともある．また，疼痛を伴わない症例もあり，診断には適切な画像診断が必要である．尿路結石が原因となって複雑性腎盂腎炎を引き起こすこともある．

診断

通常の尿路結石においては，超音波検査により尿路の閉塞による水腎症，水尿管の程度を診断しうるが，ADPKD の場合は腎嚢胞のため検査の精度が劣る．また，ADPKD で頻度の高い尿酸結石は，X 線陰性結石であることから，KUB も感度が落ちる．単純CT は尿酸結石，キサンチン結石，シスチン結石といった X 線陰性結石も同定し得るため，ADPKD の尿路結石診断において推奨される[4]．

治療

尿管結石による疼痛発作は，結石による尿路閉塞をきたし尿管，腎盂の内圧が上昇し生じる．疼痛が強い場合には，NSAIDs により疼痛の緩和をはかる．嘔吐を伴うこともあるため，坐剤が多く使われる．

一般的な尿路結石においては，長径10 mm 未満の場合，多くは自然排石が期待できるため，保存的治療を行う．尿管結石の自然排石促進を期待できる薬剤として α-1 遮断薬が報告されており，わが国の尿路結石症診療ガイドライン第2版では推奨グレードB である．しかし，尿管結石排石促進としての保険適用はなく，ADPKD における報告はない．症状発現後，1カ月以上排石しない場合には積極的な治療介入を検討する．

尿路結石の観血的治療法として，より低侵襲な順に，ESWL(体外衝撃波結石破砕術)，軟性および硬性尿管鏡を用いた TUL(経尿道的結石破砕術)，経皮的腎瘻を介して内視鏡を用いた PNL(経皮的結石破砕術)，腹腔鏡下手術，開腹手術がある．一般的な尿路結石に対する第一選択としては ESWL が広く行われているが，馬蹄腎や ADPKD などの腎形態に異常がある症例に対しての ESWL による排石成績は，31〜100%と，報告によりばらつきがある[5]．ADPKD では，ESWL により嚢胞破裂，出血を起こすなどの問題があり，治療法については結石の大きさ，位置，結石の硬度(CT の density による)などを踏まえ，慎重に検討する必要がある．

予防

　尿路結石の結石成分を知ることは再発予防対策のために重要であり，排出した石は結石分析を行う．ADPKDでの尿路結石の予防効果を検討した研究はないが，一般的な尿路結石の再発予防の基本に従い，①水分の多量摂取，②肥満の防止，③食生活の改善，が求められる．高尿酸血症を有していても，必ずしも尿路結石の頻度は増加しないが，高尿酸尿を有すると尿路結石の頻度が増加する傾向にある．結石予防薬として，クエン酸は尿中pHを上昇させ酸性尿を改善することから，尿酸結石の再発予防に有用であり，尿酸生成抑制薬は，高尿酸尿を伴うシュウ酸カルシウム結石再発予防に有用であるが，ADPKDにおける検討はなされていない．

◆ 文献検索

　文献はPubMed（キーワード：ADPKD or autosomal dominant polycystic kidney disease or polycystic kidney, urolithiasis, urinary stone）で1987年1月〜2019年10月の期間で検索した．

◆ 参考にした二次資料

　a．尿路結石症診療ガイドライン（第2版）．

◆ 引用文献

1．Higashihara E, et al. J Urol 1992；147：329-32.
2．Grampsas SA, et al. Am J Kidney Dis 2000；36：53-7.
3．Nishiura JL, et al. Clin J Am Soc Nephrol 2009；4：838-44.
4．Gopala R, et al. Nephrology 2016；21：705-6.
5．Gokce MI, et al. Int Braz J Urol 2016；42：96-100.

7）腎臓痛

要　約

　ADPKD患者の腎臓痛に対する薬物治療の第一選択薬はアセトアミノフェンであるが，アセトアミノフェンのみでは十分な効果を得られない場合もあり，その際にはNSAIDsの使用を提案する．NSAIDsは，現状ではCKDに対する安全性は確立されていない．ADPKDの病状進行に関与するかに対してはエビデンスがなく，少なくとも腎機能低下をきたしている患者に対してはNSAIDsの使用は控えるべきである．

背景

　ADPKD患者の60％以上が疼痛を経験する[1,2]．疼痛には急性疼痛と慢性疼痛があり，急性疼痛は尿路結石，囊胞感染，囊胞出血などにより生じることが多く，各々に対する加療が必要となる[3]．一方慢性疼痛は4〜6週以上続く痛みを指し，囊胞の増加増大に伴う腎臓，肝臓の腫大により腰背部痛，腹痛などを引き起こし，患者のQOLを大きく損ねる[4]．

解説

　ADPKDの慢性疼痛に対する治療として，段階的なアプローチが有用である[5~7]．疼痛がADPKDによる慢性疼痛と判断された場合，まずは行動療法などの非薬物治療を試みる．疼痛コントロールが不十分な場合，WHOの疼痛ラダーに基づき，薬物治療を検討する[8]．第一選択薬はアセトアミノフェンを使用するが，効果が不十分な場合にはNSAIDsの使用を提案する[5~7]．NSAIDsにはアスピリン，COX選択性/非選択性NSAIDsがある．アセトアミノフェンとアスピリンを含むNSAIDsの長期投与を検討した症例対照研究ではアセトアミノフェン，アスピリンのいずれも腎不全発症へ寄与する可能性が示唆され[9]，また別の後ろ向き研究では，CKDステージG3〜5の進行例においていずれの薬剤においても

投与量と CKD 進展には明らかな関連性はないとされた[10].

COX 選択性/非選択性 NSAIDs はアスピリンに比べ腎機能障害が軽度であるという報告もあるが，アスピリンと同程度との報告もある[11,12]. いずれの NSAIDs においても，腎機能が低下している患者に対しても比較的安全に使用できるという報告もあるが，腎機能障害進行と関連するという報告が多い[13~15]. 現状では CKD に対して NSAIDs の使用は腎機能障害の可能性があると考え，長期に使用することは避けるべきであり，腎機能をモニターしながら使用する必要がある[6]. NSAIDs でも疼痛がコントロールできない場合は，トラマドールやオピオイドの使用を考慮する．またコントロールがつかない痛みに対しては腎交感神経焼灼術[16]や観血的治療を考慮するが，確立された治療法はない[17].

◆ 文献検索

検索は PubMed（キーワード；autosomal dominant polycystic kidney disease, kidney pain）で，2018 年 12 月までの期間で検索した.

◆ 参考にした二次資料

a. 日本腎臓学会．エビデンスに基づく CKD 診療ガイドライン 2018．東京医学社，2018.

◆ 引用文献

1. Bajwa ZH, et al. Kidney Int 2004；66：1561-9.
2. Miskulin DC, et al. Am J Kidney Dis 2014；63：214-26.
3. Bajwa ZH, et al. Kidney Int 2001；60：1631-44.
4. Eloi SR, et al. J Bras Nefrol 2010；32：386-99.
5. Bajwa ZH, et al. Kidney Int 2001；60：1631-44.
6. Casteleijn NF, et al. Nephrol Dial Transplant 2014；Suppl 4：iv142-53.
7. Casteleijn NF, et al. J Urol 2015；193：1470-8.
8. Santoro D, et al. Clin Nephrol 2013；79 Suppl 1：S2-11.
9. Fored CM, et al. N Engl J Med 2001；345：1801-8.
10. Nderitu P, et al. BMJ Open 2014；19：4.
11. Swan SK, et al. Ann Intern Med 2000；133：1-9.
12. Whelton A, et al. Kidney Int 2006；70：1495-502.
13. Wu J, et al. Clin J Am Soc Nephrol 2015；10：435-42.
14. McLaughlin JK, et al. Kidney Int 1998；54：679-86.
15. Swan SK, et al. Ann Intern Med 2000；133：1-9.
16. de Jager RL, et al. Nephrol Dial Transplant 2018；33：614-9.
17. Hogan MC, et al. Adv Chronic Kidney Dis 2010；17：e1-e16.

8）心臓合併症（心臓弁膜症を含む）のスクリーニング

ADPKD では心臓弁膜症，特に MR の罹患率が高く，中等度以上の MR は生命予後に影響するため，心臓超音波検査による心臓弁膜症スクリーニングの実施を推奨する.

要約

ADPKD 患者の心臓弁膜症として，僧帽弁逸脱症（mitral valve prolapse：MVP），僧帽弁閉鎖不全症（mitral valve regurgitation：MR）が一般的である．わが国の ADPKD 患者では MR が最も多く 21％を占める．しかし ADPKD における弁膜症の自然歴に関する報告はきわめて乏しく，心臓弁膜症治療による生命予後改善効果については明らかでない.

非 ADPKD 弁膜症患者の報告に基づくと，スクリーニングで中等度以上 MR と診断された症例については重症度評価，および引き続く手術適応に基づいた弁形成術，弁置換術により，生命予後改善が期待される．このため，合併率の高い ADPKD においては，心臓超音波検査による心臓合併症（心臓弁膜症を含む）スクリーニングの実施を推奨する.

▶ 背景・目的

ADPKD において，高血圧，心臓弁膜症をはじめとした心臓血管合併症は一般的であり，生命予後にも影響する合併症である[1]．また CKD は心腎連関を介して，心血管病のリスクとなるため，心臓超音波検査は弁膜症の評価と，心機能/心形態評価のうえで有用である．

心臓超音波検査による心臓弁膜症のスクリーニングは，心雑音が聴取できた場合を除いて勧められないとの意見がある[1]．本稿では，ADPKD への心臓合併症(心臓弁膜症を含む)スクリーニングを推奨するか検討した．

▶ 解説

1. 結論

ADPKD における弁膜症の自然歴や治療による予後改善に関する報告は乏しい．しかし，ADPKD では心臓弁膜症罹患率が高く，特に MR の合併頻度が高い．MR の診断，重症度評価に心臓超音波検査は必須であり，スクリーニングで中等度以上の MR と診断された症例については重症度評価，および引き続く手術適応に基づいた弁形成術，弁置換術により，生命予後改善が期待される．また，ADPKD における左室肥大や心筋症の頻度は比較的高く，心腎連関の影響から腎予後を予測させる評価項目となりうる．このため，心臓合併症(弁膜症など)の頻度が高い ADPKD においては，心臓超音波検査による心臓合併症スクリーニングの実施を推奨する．

2. 弁膜症

最も頻度の高い心臓弁膜症は僧帽弁疾患であるが，海外の集計[2]では，ADPKD 患者の 12～26％に MVP を認め，これは一般集団における罹病率(0.6～2.4％)を大きく上回る[3,4]．そのほか，大動脈弁，右心系心臓弁膜症の罹患頻度も 10～30％に達している．わが国では，MVP の頻度は明らかでないが，MR が最も多い弁膜症であり 21％を占めている．

しかし ADPKD における弁膜症の自然歴，および手術療法の要否，適用に関する報告はきわめて乏しい．一般的に MVP の予後は良好とされているが[4]，

表 僧帽弁逆流の重症度評価

	軽度	中等度	高度
定性評価法			
左室造影グレード分類	1+	2+	3～4+
カラードプラジェット面積	<4 cm²または左房面積の20％未満		左房面積の40％以上
Vena con-tracta width	<0.3 cm	0.3～0.69 cm	≧0.7 cm
定量評価法			
逆流量(/beat)	<30 mL	30～59 mL	≧60 mL
逆流率	<30％	30～49％	≧50％
有効逆流弁口面積	<0.2 cm²	0.2～0.39 cm²	≧0.4 cm²
その他の要素			
左房サイズ			拡大
左室サイズ			拡大

(循環器病の診断と治療に関するガイドライン─弁膜疾患の非薬物治療に関するガイドライン(2012年改訂版)より転載)(文献5，6)より引用)

併存病態により異なると考えられている．

MR の重症度(**表**)[5,6]と生命予後は関連しており，中等度以上の逆流症をもつ場合，または左室収縮能の低下(LVEF≦50％)がある場合には，5年以内の死亡を含めた心血管イベント発症率が 49％と高い．一方，逆流症がなく，左房径の保持(40 mm 以下)があるなど，併存病態が軽微である場合，同発症率は 1％にとどまる[7]．

さらに包括的な MR の慢性経過における自然歴を示す．心臓疾患を起因とする 5 年死亡率は，有効逆流弁口面積が 40 mm²以上では 36％であるのに対し，20 mm²未満で 3％と，MR の重症度により大きく異なる[8]．

わが国の「循環器病の診断と治療に関するガイドライン─弁膜疾患の非薬物治療に関するガイドライン(2012 年改訂版)」では，MR が疑われる患者の診断，重症度評価，心機能評価，血行動態評価に経胸壁心臓超音波検査の適用を提唱(class 1：有用・有効であることについて証明されているか，あるいは見解が広く一致している)している[a]．

ADPKD 集団において，中等度(grade 2)以上の MR を呈すると考えられる割合は，男性で全体の

18％，女性で8.5％と報告されている．この割合は，男性にて健常集団および非罹患同胞よりも有意に多い（p＜0.05）が，女性では有意差を認めなかった．また年齢，高血圧，腎機能障害の進行に応じて，同比率が高くなる傾向が認められた[9]．この報告を除き，ADPKD集団で，弁膜症重症度に言及した報告は認めていない．

以上より，ADPKDの心臓超音波検査による心臓弁膜症スクリーニングは有用であり，特に中等度以上のMR合併例では，早期発見およびその後の適切な評価と対応により生命予後改善が期待できると考えられる．

3. 左室肥大，心筋症

ADPKDを含めたCKDでは，その進行に伴って高血圧および体液過剰の増悪をきたす．このような血行動態および神経，液性因子による心血管系への影響（心腎連関）は，慢性的に心臓形態変化をきたす．心臓への圧負荷，容量負荷により生じる左室肥大（LVH）は，心血管合併症による予後の独立したリスク要因であるが[10]，ADPKD患者においては高血圧の有無にかかわらず20％程度の割合でLVHが観察される[11]．また左室重量係数（LVMI）の増加は，総腎容積（TKV）増加，eGFR低下，腎予後と関連する[11,12]．また，高血圧を呈するADPKD患者の48％にLVHを認める[13]．一方，7年間のフォローアップの結果，ACE阻害薬を含む降圧療法にてLVMIが改善することが示されている[14]．

また，ADPKD患者の5.8％に特発性拡張型心筋症（IDCM），2.5％に閉塞性肥大型心筋症（HOCM）を合併し，一般的な心筋症の有病率（それぞれ0.04％，0.02％）よりも高いことが報告されている[15]．

以上より，弁膜症スクリーニングのみならず，心臓超音波検査による左室重量測定，心筋症の評価も，心腎連関の影響から腎予後を予測させる評価項目の1つと考えられる．

4. 無症候性心嚢水貯留，その他

ADPKD患者の35％には，心嚢水貯留の所見が認められ，CKD患者（9％），非CKD患者（4％）と比べ高頻度であることが報告[16]されているが，いずれも無症候性であり病的意義は不明である．また，ADPKDでは胸部大動脈解離，冠動脈瘤などの合併症の報告があるが，低頻度と考えられる[17,18]．

◆ 文献検索

文献は，PubMed（キーワード：ADPKD or autosomal dominant polycystic kidney disease or polycystic kidney, heart valve disease valvular heart disease, screening, echocardiography or echocardiogram）で2012年7月までの期間で検索したものをベースとし，今回の改訂に際し，2019年11月までの期間を日本図書館協会およびハンドサーチにて検索した．

◆ 参考にした二次資料

a. 循環器病の診断と治療に関するガイドライン（2011年度合同研究班報告）―弁膜疾患の非薬物治療に関するガイドライン（2012年改訂版）．

◆ 引用文献

1. Ecder T, et al. Nat Rev Nephrol 2009；5：221-8.
2. Hossack KF, et al. N Engl J Med 1988；319：907-12.
3. Flack JM, et al. Am Heart J 1999；138：486-92.
4. Freed LA, et al. N Engl J Med 1999；341：1-7.
5. Bonow RO, et al. J Am Coll Cardiol 2006；48：e1-e148.
6. Zoghbi WA, et al. J Am Soc Echocardiogr 2003；16：777-802.
7. Avierinos JF, et al. Circulation 2002；106：1355-61.
8. Enriquez-Sarano M, et al. N Engl J Med 2005；352：875-83.
9. Lumiaho A, et al. Am J Kidney Dis 2001；38：1208-16.
10. Koren MJ, et al. Ann Intern Med 1991；114：345-52.
11. Chen H, et al. BMC Nephrol 2019；20：386.
12. Gabow PA, et al. Kidney Int 1992；41：1311-9.
13. Chapman AB. J Am Soc Nephrol 1997；8：1292-7.
14. Ecder T, et al. Nephrol Dial Transplant 1999；14：1113-6.
15. Chebib FT, et al. Kidney Int Rep 2017；2：913-23.
16. Qian Q, et al. Clin J Am Soc Nephrol 2007；2：1223-7.
17. Adeola T, et al. J Natl Med Assoc 2001；93：282-7.
18. Hadimeri H, et al. J Am Soc Nephrol 1998；9：837-41.

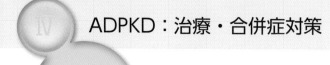

3 合併症に対する特殊治療

1）腫大した多発性嚢胞腎に対する腎動脈塞栓療法

要約

ADPKD 患者において，加齢とともに両側の腎腫大が顕著になり，腹部膨満が強くなる患者が存在する．このような患者では食事が十分に摂れなくなり，栄養状態不良で全身状態が悪化する．ADPKD 患者の腫大腎に対する腎動脈塞栓療法（transarterial embolization：腎 TAE）は，腫大した腎容積縮小に有効であるという多くの報告がされ，近年では移植前の移植床の確保目的や腎腫大による症状の改善目的に多くの国で，行われるようになってきている．

背景

ADPKD 患者においては，両側の腎臓に多数の嚢胞が出現し，加齢とともに腎腫大が顕著になり，腹部膨満症状が強くなる症例がみられる．食事が十分に摂れなくなり，腹部は膨満しているが四肢はやせ衰え，るい痩が目立つようになる．また，腹部膨満により QOL は著しく低下する．外科的腎摘除術は，周辺組織との癒着が高度な症例が多く，易出血性などが問題となり，困難なことがある．腎 TAE は腫大した腎容積縮小に有効な手段であるといえる．ADPKD 患者の腫大腎容積縮小のための腎 TAE について解説する．

解説

治療

塞栓物質は，金属コイル[1~6]，エタノール[7,8]，polyvinyl alcohol（PVA）[9,10]，n-butyl-2-cyanoacrylate（NBCA）[11]とさまざまな報告がされている．どの塞栓物質においても腎容積縮小の効果は認められ，TAE 後 12 カ月で平均 50％程度の縮小率であ

る[3,4,7]．TAE 後は強い痛みがあるため，硬膜外麻酔やオピオイドの使用が必要となる場合が多い．TAE 後 3 日間程度は 38℃以上の発熱がみられ，1 週間程度 C-reactive protein（CRP）の上昇が続く．ドライウエイトは TAE 後 3 カ月までは減少し，その後食事摂取ができるようになるため，徐々に増加する[4]．腎 TAE 前後での QOL を SF-36 やオリジナルの 15 種類の質問で調査した報告では，SF-36 で腎 TAE 後に QOL が改善しており，オリジナルの調査では，腹部膨満や食欲，胸焼けなど腎腫大による症状の多くが改善していた[5]．腎 TAE 後に腎 TAE の効果に影響を与える因子として，高齢，透析歴が長いこと，嚢胞壁の厚い大きな嚢胞（＞5 cm）があること，収縮期血圧が低いことが報告されている[4]．また，治療後には無尿となるため，これらのことを考慮して，治療適応を考える必要がある[4]．

予後

Hoshino らの報告によると，腎 TAE 後 5 年，10 年の生存率は 78％，56％であり，日本透析医学会の統計調査による ADPKD の 5 年：77％，10 年：58％よりよい結果であった．主な死亡原因は，心血管イベントが 3.9％であり，ADPKD の透析患者と同程度

であった[6].

腹膜透析患者における腎 TAE

　腹膜透析患者における腎容積縮小を目的に腎 TAE と腎摘出術を比較した 37 例 (腎 TAE 21 例：腎摘出術 16 例) の報告では，腎 TAE を施行した患者のほうが，入院期間が短く (5.0 日 (IQR 4.0～6.0)：8.5 日 (IQR 6.0-11.0)) と短く，合併症が少なかった．また腹膜透析を離脱した症例は腎 TAE で 28.6% で腎摘出術の 68.8% より明らかに少なく，腹膜透析患者における腎 TAE は腎容積縮小に有用である可能性が高い[12].

◆ 文献検索

　文献は，PubMed (キーワード：polycystic kidney, arterial embolization) で，2015 年 7 月までの期間で検索したものをベースとし，2019 年 11 月までの期間をハンドサーチにて検索した．

◆ 参考にした二次資料

　なし

◆ 引用文献

1. Harley JD, et al. AJR Am J Roentgenol 1980；134：818-20.
2. Ubara Y, et al. Am J Kidney Dis 1999；34：926-31.
3. Ubara Y, et al. Am J Kidney Dis 2002；39：571-9.
4. Swabe T, et al. J Am Soc Nephrol 2016；27：2177-87.
5. Swabe T, et al. Nephrol Dial Transplant 2017；32：1176-83.
6. Hoshino J, et al. J Nephrol 2015；28：369-77.
7. Sakuhara Y, et al. J Vasc Interv Radiol 2008；19：267-71.
8. Sakuhara Y, et al. Radiology 2015；277：277-85.
9. Cornelis F, et al. Am J Transplant 2010；10：2363-9.
10. Petipierre F, et al. Eur Radiol 2015；25：3263-71.
11. Morishita H, et al. J Vasc Interv radiol 2011；22：1631-3.
12. Pierre M, et al. Nephrol Dial Transplant 2019；

2) 腫大した多発性肝囊胞に対する肝動脈塞栓療法

要　約

　ADPKD 患者において，加齢とともに多数の肝囊胞を有する肝腫大が顕著になり，腹部膨満が強くなる患者が存在する．このような患者では食事が十分に摂れなくなり，栄養状態不良で全身状態が悪化する．しかし，これまでにこの著明に腫大した肝に対する治療法は確立していない．ADPKD 患者の腫大肝に対する肝動脈塞栓療法 (transarterial embolization：肝 TAE) の報告は少ない．しかし，これらの報告では，肝 TAE が ADPKD の腫大肝を縮小する効果があることが示されており，肝 TAE は，ADPKD 患者の肝容積縮小に有効である可能性がある．

▶ 背景

　ADPKD 患者においては，しばしば肝臓にも多数の囊胞が出現し，腫大することがある．多数の肝囊胞を有し著明な肝腫大を呈する患者は，ADPKD 患者の約 30% にみられると報告されている．加齢とともに腎腫大または肝腫大が顕著になり，腹部膨満症状が強くなる患者がみられる．食事が十分に摂れなくなり，腹部は膨満しているが四肢はやせ衰え，るい痩が目立つようになる．しかし，これまでにこの著明に腫大した肝に対する治療法は確立していない．囊胞穿刺硬化療法，囊胞開窓術，肝部分切除術，肝移植などが行われてきたが，あまりよい成績はみられなかった．ADPKD 患者の腫大肝容積縮小のための肝 TAE について解説する．

▶ 解説

治療

　ADPKD 患者の腫大肝に対する肝 TAE の報告は，

2004年のUbaraらが初めてである．56歳の透析を受けている男性ADPKD患者で，著明な腫大肝を有する患者に対して肝TAEを行ったところ，術後，発熱と右側腹痛がみられ，一過性の血清ALP，γGTP，GOT，GPT，LDH，CRPの上昇がみられたが，重篤な合併症はみられず，2年後には，肝容積の変化はTAE前の54％にまで減少したと報告された[1]．その後，肝TAEの報告は少ないが増えてきている．塞栓物質は，金属コイル[1~3]，polyvinyl alcohol（PVA）[4]，n-butyl-2-cyanoacrylate（NBCA）[5]，tris-acryl gelatin microspheres[6]とさまざまな報告がされている．肝容積はさまざまでTAE後1年で85.7~93.3％[2,4~6]，2年で78.8±17.6％であったが[2]，縮小がみられない症例もある[4~6]．どの報告でもTAE後38℃程度の発熱や痛みがみられるが，ほとんどが5日以内に改善し，一過性に炎症反応，AST，ALTなどの上昇が認められているが，1週間程度で改善している．TAE後肝容積の縮小がみられた例では，腹部膨満や腹痛などの自覚症状の軽減がみられる[6]．

予後

Hoshinoらの報告によると，肝TAEを行った221例の解析で，肝TAE後5年，10年の生存率は69％，41％であった．主な死亡原因は，肝囊胞感染が原因の肝不全であった[3]．さらに肝容積の大きさによって予後を解析した結果，肝容積の大きい例（男性>9,574 cm³，女性<8,181 cm³）では，小さい例（男性<6,433 cm³，女性<4,638 cm³）より明らかに予後が悪く，3年，5年生存率は大きい群で83％，48％，小さい群で89％，73％であった．主な死亡原因は囊胞感染が22％，肝不全が20％と報告されている[7]．この報告では，肝容積の大きい患者（男性≧8,142 cm³，女性≧6,078 cm³）で感染のリスクが上昇することが示されている．肝TAEの治療効果は個人差が大きく，有効性の高い患者を選別し適応を絞ったほうがよい可能性がある．

◆ 文献検索

文献は，PubMed（キーワード：polycystic kidney，arterial embolization）で，2015年7月までの期間で検索したものをベースとし，今回の改訂に際し，2019年6月までの期間をハンドサーチにて検索した．

◆ 参考にした二次資料

なし

◆ 引用文献

1. Ubara Y, et al. Am J Kidney Dis 2004；43：733-8.
2. Takei R, et al. Am J Kidney Dis 2007；49：744-52.
3. Hoshino J, et al. J Nephrol 2015；28：369-77.
4. Park HC, et al. J Korean Med Sci 2009；24：57-61.
5. Wang MQ, et al. Abdom Imaging 2013；38：465-73.
6. Sakuhara Y, et al. Clin Exp Nephrol 2019；23：825-33.
7. Hoshino J, et al. Am J Kidney Dis 2014；63：937-44.

3）腫大した多発性肝囊胞に対する外科的治療（ドレナージ術，開窓術・部分切除術，移植術）

要 約

腫大した多発性肝囊胞の治療として，ドレナージ術（囊胞穿刺吸引），開窓術，部分切除術，移植術が施行される．肝囊胞が腫大しても肝不全に至ることは稀であり，自覚症状とGigot分類（図）による囊胞の重症度に合わせて治療の適応を検討すべきである．無症状の肝囊胞に対しての外科的治療は推奨しないが，腹部膨満，胃腸障害，体動制限によるADL低下などの症状が強い場合には，腫大した多発性肝囊胞の肝容積を縮小し，症状やQOLを改善する目的に外科的治療を行うことを推奨する．

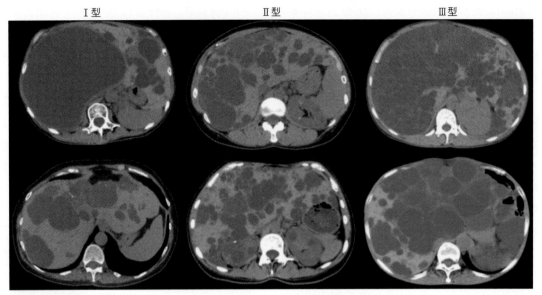

図　Gigot 分類
Ⅰ型：嚢胞数は 10 個程度で，肝内の分布は比較的限局しており，2 区域以上の正常肝容積がある．10 cm 以上の大
　　　型嚢胞がある．
Ⅱ型：小型～中型の嚢胞が肝内にびまん性に分布しているが，嚢胞のない正常肝実質がある程度残存している．
Ⅲ型：小型～中型の嚢胞が肝内にびまん性に分布し，肝実質は嚢胞間に少量しか残存していない．

背景

　多発性肝嚢胞が進行すると腫大した肝により消化管(胃，腸)が圧迫され，食物の通過障害を生じ，さらに進行すると体動制限による ADL 低下，肺や心臓の圧迫による呼吸障害を生じ，著しく QOL を低下させる．肝嚢胞増大のリスクファクターとしては年齢，女性，過去の妊娠，エストロゲンの使用などがある．肝容積を縮小する治療が症状緩和につながるが，外科的治療は再発や合併症を認める場合もあるため，適応判断は難しい．

解説

ドレナージ術

　嚢胞の直径が＞5 cm の場合によい適応となる．ドレナージ術は簡易だが嚢胞内容排液のみでは 100% 再発する[1]．嚢胞内にエタノール，ミノサイクリン，テトラサイクリンなどの薬剤を注入する硬化療法を併用することで再発率は 21% と減るが根治的ではない[2,3]．

開窓術

　外科的治療のなかでは最も侵襲が少なく，嚢胞が肝表面に存在する場合に特に有効な治療法で，92% に症状の改善を認める[2]．しかしながら 24% に嚢胞の再発，22% に症状の再発を認める[2]．近年は腹腔鏡下の開窓術が行われるようになってきており，開腹術と同等の効果が得られている[3,4]．

外科的肝切除

　Gigot Ⅱ型に有効とされる[3]．大幅な容積減量が得られ，術直後から 86% の患者に症状改善を認めるが，34% が再発し，また 51% に腹水，胸水，出血，胆汁漏などの合併症を生じ，死亡率 3% と通常の肝切除術より高リスクな処置である[2]．

肝移植

　移植した肝臓には嚢胞は再発することがないため，唯一の完治が望める治療であるが，わが国ではドナーが少ないのが問題である．術後30日の死亡率が 5%[2]，術後合併症が 46%[5] に認められるが，5 年生存率が 92% と他の肝疾患の 75% に比較して良好である[6]．

　適応となる病型は Gigot Ⅲ型であり，末期腎不全や低栄養，腹水などを合併し，QOL が著しく障害される場合，高度の脈管偏位により肝切除が困難な場合，肝切除を施行した際の残肝実質が 30% 以下となる場合などが適応である[7,8]．また ADPKD の場合，

腎不全に対する腎移植と同時に施行されることも多い[10]．肝移植は高い治療効果を有する一方で，合併症率57.85％，死亡率3.29％と手術リスクは大きく，さらに術後は免疫抑制薬を生涯服用する必要がある[2,4,7~9]．海外の報告では移植後の5年生存率は85.95％であり，他疾患に対する肝移植と比較し，良好な成績である[9]．

2019年6月7日にわが国の脳死肝移植希望者（レシピエント）適応基準の改訂があり，polycystic liver diseaseでは，以下のとおりにModel for End-Stage Liver Disease（MELD）scoreのつけ方が変更となった[b]．

①囊胞内出血，反復する胆道感染症（過去3カ月に3回以上），横隔膜挙上のため呼吸困難を示す場合，食事摂取不能の場合，常に介助が必要となり終日就寝を要する場合に申請を行い，登録時はMELDスコア16点相当とする．

②登録後，6カ月ごとに2点の加算とする．これにより，今後わが国で肝囊胞に対する肝移植が増えることが期待される．

多発性肝囊胞診療ガイドラインでは，GigotⅠ型に対してはドレナージ術あるいは開窓術，Ⅱ型に対しては肝切除術，Ⅲ型に対しては肝移植術を第一選択として推奨するとしている．

以上のように外科的治療は一定の効果はあるが，合併症を認めるため，自覚症状の程度，囊胞の分布や残存肝実質の程度をしっかりと評価したうえで行うことを推奨する．

◆ 文献検索

検索はPubMed（キーワード；autosomal dominant polycystic kidney disease, polycystic liver, liver transplantation, aspiration, sclerotherapy, fenestration, hepatic resection）で，2015年7月までの期間で検索したものをベースとし，2018年12月までの期間およびハンドサーチにて検索した．

◆ 参考にした二次資料

a. 多発性肝囊胞診療ガイドライン，厚生労働科学研究費補助金（難治性疾患克服研究事業）「多発肝のう胞に対する治療ガイドライン作成と資料バンク構築」班（2013年3月）．
b. 脳死肝移植希望者（レシピエント）適応基準と関連する選択基準．

◆ 引用文献

1. Saini S, et al. AJR Am J Roentgenol 1983；141：559-60.
2. Drenth JP, et al. Hepatology 2010；52：2223-30.
3. Garcea G, et al. ANZ J Surg 2016；83：E3-E20.
4. Russell RT, et al. World J Gastroenterol 2007；13：5052-9.
5. van Keimpema L, et al. Transpl Int 2011；24：1239-45.
6. Gevers TJ, et al. Nat Rev Gastroenterol Hepatol 2013；10：101-8.
7. Schnelldorfer T, et al. Ann Surg 2009；250：112-8.
8. Aussilhou B, et al. Ann Surg 2010；252：735-43.
9. Van keimpema L, et al. Transplant Int 2011；24：1239-45.
10. Coquillard G, et al. Liver Int 2016；36：1018-25.

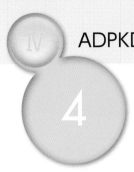

4 末期腎不全に対する治療

　他の慢性腎臓病と同様に，末期腎不全では腎移植，腹膜透析，血液透析のいずれかの腎代替療法が必要となる．腎代替療法の選択は，国によっても大きく異なるが，患者の選択，ドナー腎の問題，医療提供の問題，合併症の重症度など，多くの要因を考慮して患者ごとに正しい選択をする必要がある．ADPKD患者特有の問題としては，腹膜透析療法をする際に透析液を貯留するための腹腔内スペースの確保が問題となる．

1）血液透析

　一般的に1回4時間，週3回の治療を行う．一般に腎腫大および肝腫大を伴うADPKD患者は大量の腹膜透析液貯留に困難を伴うことがあるため，血液透析が腹膜透析よりも多く行われる．血液透析導入後の固有腎の縮小は腎移植後と比較して軽微である[1].

◆ 引用文献

1. Jung Y, et al. Nephrol Dial Transplant 2016；31：73-9.

2）腹膜透析

要約

　腹膜透析は，腹腔にカテーテルを挿入して透析液を出し入れすることで体内から老廃物や余分な水分・電解質を除去する．腎臓が腫大している場合は，腹腔内の透析液貯留スペースを確保するために片方または両方の腎臓を摘出することがある．腹膜透析をおよそ5〜10年を超えて継続すると，被囊性腹膜硬化症を発症するリスクがあるため，その際には腎移植や血液透析への移行を考慮する（腹膜透析の適応については，下記「ADPKDに対する腹膜透析の適応について」を参照）．

解説

　血液透析と比較して，腹膜透析は，残腎機能の比較的緩やかな減少，比較的安定した血行動態，および中分子の比較的望ましいクリアランスなどの利点がある．残腎機能の維持は，心血管疾患，体液過剰，骨およびミネラル代謝障害，貧血，炎症，栄養失調などの他の合併症にも有益な効果をもたらすと考えられている．腹膜透析は自宅などにて治療を行うため，血液透析のように頻回に医療機関受診をする必要がない．一方で，腹膜腔の感染や被囊性腹膜硬化症などの合併症に注意が必要である．

ADPKD に対する腹膜透析の適応について

要約

従来 ADPKD 腎不全患者では，巨大囊胞腎のために腹腔容積（透析液の注液量）が十分にとれないため，ADPKD 腎不全患者への腹膜透析については適応としないという考えが多かった．ADPKD 腎不全患者における腹膜透析は，腹腔内の透析液貯留スペースの制限，腹壁ヘルニアのリスクの増加，結腸憩室の有病率の増加が問題となる場合がある．それらの課題がクリアできれば，ADPKD 患者においても腹膜透析を導入することは十分に可能と考えられる．

解説

背景

ADPKD では腫大した囊胞腎が腹腔内を占居しており，腹腔スペースの減少に基づく不十分な透析，腹壁ヘルニア[1,2]，透析液の漏れ[1~3]，腹膜炎[4]，憩室炎などが懸念されることから，腹腔内に透析液を入れる腹膜透析について従来は適応外であるとされてきた．しかしながら，近年は，ADPKD であることを腹膜透析の禁忌とすることはないとする報告が増えた[5~9]．最近のメタ解析において，腹膜透析における ADPKD 患者の結果は，他の原発性腎疾患の患者と比較して少なくとも劣っていないことが証明され[10]，ADPKD が PD の禁忌ではないことがほぼ確立されてきている．今後は QOL や合併症，生命予後の観点から，患者ごとに腹膜透析の適応を考慮していく必要がある．

1. ADPKD 患者への腹膜透析（腹膜透析関連合併症について非 ADPKD 患者との比較）

ADPKD 腎不全患者における腹膜透析は，巨大囊胞腎の影響を免れることができない．懸念される腹膜透析関連の合併症のうち，腹膜炎発症リスクについては，非 ADPKD 患者と差がみられないという報告が多い[2,7,11]．腹腔内の透析液貯留スペースの制限，腹壁ヘルニアのリスクの増加，結腸憩室の有病率の増加は現実的な問題となる場合がある．

透析液の漏れと腹部ヘルニアのリスクは，非 ADPKD 患者より高いとの報告がある[2,7]．Jankowska らは，腹部ヘルニアと透析液の漏れのリスクは，非 ADPKD 患者と比較して，中央値 32 カ月の観察期間で ADPKD 被験者が 2 倍高かったが，罹患率は

腹膜ヘルニア 5.4%，透析液の液漏れが 8.1% と低く，これらの合併症は治療可能であるため，血液透析への恒久的な移送が必要になることはなかったと報告した[2]．また，Li らは，腹膜透析を施行している ADPKD 患者の腹部ヘルニアは，外科的修復後に 14 名すべて腹膜透析の再開が可能であったと報告した[7]．

海外では腎移植を前提とした腹膜透析患者や腎移植前の固有腎摘出患者も多く存在するため，その点を考慮する必要があるが，Zhang らのメタ解析では，合計 17,040 人（うち ADPKD 1,897 人）の患者を対象とした 12 件の研究で，ADPKD の腹膜透析患者の腹膜透析の効率（標準化透析＝Kt/V，腹膜クレアチニン透過率＝D/P クレアチニン比），操作ミス，腎代替療法の変更，腹膜透析関連合併症，全死因死亡率に関して，非 ADPKD 腹膜透析患者と有意差を認めていなかった[10]．そのため，ADPKD 患者においても腹膜透析を導入することは十分に可能と考えられる．

◆ 引用文献

1. Del Peso G, et al. Perit Dial Int 2003；23：249-54.
2. Jankowska M, et al. Int Urol Nephrol 2015；47：1739-44.
3. De V G, et al. Perit Dial Int 2002；22：82-4.
4. Pandya BK, et al. Perit Dial Int 2004；24：79-81.
5. Kumar S, et al. Kidney Int 2008；74：946-51.
6. Jankowska M, et al. Int Urol Nephrol 2015；47：1739-44.
7. Li L, et al. Am J Kidney Dis 2011；57：903-7.
8. Sigogne M, et al. Nephrol Dial Transplant 2018；33：2020-6.
9. Yang JY, et al. Medicine（Baltimore）2015；94：e2166.
10. Zhang, et al. Kidney Blood Press Res 2018；43：1539-53.
11. Lobbedez T, et al. Nephrol Dial Transplant 2011；26：2332-9.

2. ADPKD 患者への腹膜透析の適応（生命予後について他の腎代替療法との比較）

ADPKD 患者における生命予後について腹膜透析は他の腎代替療法よりも優れているとのエビデンスは現時点では確立できていない．Spithoven らは腎代替療法を受けている ADPKD 患者の 2 年生存率は，血液透析（ハザード比 0.75），腹膜透析（ハザード比 0.55），腎移植（ハザード比 0.52）と，血液透析における生存率の改善が最も少ないと報告し[1]，ADPKD 患者における腹膜透析が血液透析よりも生命予後がよい可能性が示唆された．

これに対し，台湾の Yang らの報告では，腹膜透

析の ADPKD 患者の全生存率が血液透析の患者よりも良好であったが（腹膜透析 125 人，血液透析 1,292 人），傾向スコアマッチング後，両者（腹膜透析 122 人，血液透析 244 人）の間に全生存率に有意差を認めなかった[2]．Sigogne らはフランスの全国的なレジストリ（ADPKD 患者 638 人）において，ADPKD 患者の 5 年死亡率は腹膜透析と血液透析の間で有意差はないと報告した（腹膜透析群 12.1%，血液透析群 13.7%）[3]．これらの 2 研究を含む 4 つの研究を検討した Zhang らのメタ解析では，合計 5,762 人の患者（ADPKD 患者 1,235 人）において，腹膜透析と血液透析との間で全死亡率に有意差は認められなかった（RR：0.87，95%CI：0.72〜1.06）[4]．腹腔スペースが少ない ADPKD 患者における腹膜透析は，選択バイアスが発生しやすいこともあり，現時点で，腹膜透析が他の腎代替療法よりも生命予後がよいというエビデンスは確立されていない．腎移植予定の患者など，残存腎機能の保持の観点からの腹膜透析の導入が望ましい症例は十分に存在するものと考えられる．

◆ 文献検索

文献は PubMed（キーワード：polycystic kidney, peritoneal dialysis, hemodialysis, survival）で 1995 年 1 月〜2019 年 10 月の期間で検索した

◆ 引用文献

1. Spithoven EM, et al. Nephrol Dial Transplant 2014；29 Suppl 4：iv15-25.
2. Yang JY, et al. Sci Rep 2015；5：12816.
3. Sigogne M, et al. Nephrol Dial Transplant 2018；33：2020-6.
4. Zhang, et al. Kidney Blood Press Res 2018；43：1539-53.

3）腎移植

要約

ADPKD に対しての腎移植は，先天性疾患であり腎移植後に再発することがないためよい適応である．ADPKD に対しての腎移植は，免疫抑制療法も含めて通常の腎移植と同じように行える．他の原疾患の末期腎不全患者と比べて，その移植腎の生着は良好である．一般に腎臓移植後に固有腎のサイズは縮小するため，腎移植時に固有腎摘除術を全例に対して行う必要はない（腎移植時の腎摘除術については，下記「ADPKD 患者に対する腎移植時の固有腎摘除術について」を参照）．

解説

ADPKD に対しての腎移植は，先天性疾患であり腎移植後に再発することがないためよい適応である[1,2]．ADPKD に対しての腎移植は，特別なリスクはなく，免疫抑制療法も含めて通常の腎移植と同じように行える．ほかの原因の末期腎不全患者と比べて，その移植腎の生着は良好とされる．移植腎生着率は 5 年（90.4% vs. 86.9%），10 年（81.1% vs. 75.4%），15 年（76.0% vs. 66.0%）と非 ADPKD 群より良好であると報告された[1]．生体腎移植の場合は，ドナー候補の家族が ADPKD に罹患しているかどうか慎重な評価が必要である．また，家族内のドナー候補が限られているため，ドナーの優先順位について患者や家族のカウンセリングが必要になることもある．

◆ 引用文献

1. Jacquet A, et al. Transpl Int 2011；24：582-7.
2. Wolfe RA, et al. N Engl J Med 1999；341：1725-30.

ADPKD 患者に対する腎移植時の固有腎摘除術について

要約

腎臓移植後に固有腎のサイズは縮小するため，腎

移植を行うADPKD患者の全例に固有腎摘除術を行う必要はない．固有腎の腎摘除術の適応としては，再発あるいは重度の腎嚢胞感染，症候性腎結石症，再発あるいは重度の出血，難治性疼痛，腎癌の疑い，および移植前のスペース制限，巨大固有腎により移植腎の血流障害が予想される場合などが挙げられる．固有腎摘除術の時期（同時性あるいは異時性），両側あるいは片側，開放あるいは鏡視下手術などの統一した見解は得られていない．

解説
総論

　一般に腎臓移植後に固有腎のサイズは縮小する[1~3]．Yamamotoらは腎移植により，固有腎は1年で37.7％，3年で40.6％縮小すると報告し[1]，米国MayoクリニックのJungらの報告では，腎移植後平均0.7年で20.2％，5.7年で38.3％，12.6年で45.8％，固有腎容積が縮小した[2]．腎摘出の手術リスクも考慮すると，腎移植を行うADPKD症例全例に固有腎摘除術を行うことは勧められず[4]，腎移植時に固有腎摘除術が施行されているのは，ADPKD患者の約10~20％とされる[5]．固有腎の腎摘除術の適応として，再発あるいは重度の腎嚢胞感染，症候性腎結石症，再発あるいは重度の出血，難治性疼痛，腎癌の疑い，

および移植前のスペース制限などが挙げられる[4,6]．

◆ 引用文献

1. Yamamoto T, et al. Transplantation 2012；93：794-8.
2. Jung Y, et al. Nephrol Dial Transplant 2016；31：73-9.
3. Veroux M, et al. PLoS One 2018；13：e0209332.
4. Chapman AB, et al. Kidney Int 2015；88：17-27.
5. Kanaan N, et al. Nature Rev Nephrol 2014；10：455-65.
6. Kumar S, et al. Kidney Int 2008；74：946-51.

1. ADPKDの腎移植における固有腎摘除術の時期について

　以前は，移植前の固有腎摘除術は，患者の生存率や移植後腎機能，移植後尿路感染症のリスクが良好であると報告されていたが[1]，近年では，そのメリットを否定する報告が増えた[2~4]．移植前腎摘除術のデメリットとしては，患者の尿量低下と，腎性貧血の進行などがある[5,6]．一般に腎移植前の固有腎摘除術は，重度の再発性合併症（出血，感染，結石）がある患者が適応となる[4,7]．腎移植と同時に行われる固有腎摘除術は，手術回数が減るというメリットがあり，出血や感染などの移植後合併症のリスクが低くなると報告されている[4,8,9]．腎移植と同時に追加される片側腎摘除術による手術時間の延長は20~45分と報告されている[8]．腎移植後の固有腎摘

表　ADPKDに対する腎移植報告

	症例数	固有腎摘除症例数（%）			生体腎	移植腎生存率	
		移植前	同時	移植後		1年	5年
Illesy et al. 2017[12]	80	16(20%)	NA	10(13 5%)	NA	74%	60%
Veroux et al. 2016[5]	145	25(17%)	40(28%)	NA	88%	NA	NA
Neeff et al. 2013[8]	100	0	100(100%)	0	38%	96%	NA
Skauby et al. 2012[13]	157	NA	79(49%)	NA	100%	95.5%	90.2%
Kirkman et al. 2011[10]	35	20(57%)	3(8%)	12(34%)	NA	NA	NA
Patel et al. 2011[14]	157	10(6%)	1(0.6%)	20(13%)	27%	NA	NA
Jacquet et al. 2011[15]	534	(33%)	NA	NA	5%	NA	90%
Sulikowski et al. 2009[16]	50	25(86%)	4(8%)	NA	NA	NA	NA
Goncalves et al. 2009[17]	48	NA	NA	NA	NA	93%	81%
Wagner et al. 2007[18]	68	15(22%)	17(25%)	NA	57%	100%	NA
Fuller et al. 2005[3]	32	7(22%)	16(50%)	9(28%)	NA	NA	NA
Ducloux et al. 1999[19]	26	NA	NA	NA	NA	96%	82%
Hadimeri et al. 1997[20]	26	19(73%)	0(0%)	7(27%)	NA	NA	NA

略語：NA，該当なし

除術についてはエビデンスが少なかったが，近年，移植後の固有腎摘除術では合併症が少ないとの報告がなされた[6,10]．Chebib らの報告では，移植後腎摘除術グループで腹腔鏡下手術の割合が高く (12.7% vs. 39.4%)，ヘモグロビンが高く (10.7 vs. 7.9 g/dL)，輸血を受けた患者の数が少なかった (11.4%vs. 42.4%)[6]．また，患者の生存率と移植腎生存率に関しては，中央値 79.7 カ月のフォローアップ期間で，移植前腎摘除術グループや非腎摘除術グループと有意差を認めなかった[4]．腎移植後の免疫抑制療法による創傷治癒への影響や術後の感染率の増加の懸念もあるが，腎摘除術適応症例への移植後固有腎摘除術は安全に行える可能性が示唆されている[11]．ADPKD に対する腎移植報告を表にまとめた．

◆ 引用文献

1. Brazda E, et al. Ann Transplant 1996；1：15-8.
2. Rozanski J, et al. Transplant Proc 2005；37：666-8.
3. Fuller TF, et al. J Urol 2005；174：2284-8.
4. European Renal best practice transplantation guideline development group. Nephrol Dial Transplant 2013；28 Suppl 2：ii1-ii71.
5. Veroux M, et al. PLoS One 2016；11：e0155481.
6. Chebib FT, et al. Transpl Direct 2015；1：e43.
7. Chapman AB, et al. Kidney Int 2015；88：17-27.
8. Neeff HP, et al. Nephrol Dial Transplant 2013；28：466-71.
9. Dinckan A, et al. Ann Transplant 2013；18：697-704.
10. Kirkman MA, et al. BJU Int 2011；108：590-4.
11. Maxeiner A, et al. J Clin Med 2019；8：pii：E1622.
12. Illesy L, et al. Transplant Proc 2017；49：1522-5.
13. Skauby MH, et al. Transplantation 2012；94：383-8.
14. Patel P, et al. Ann R Coll Surg Engl 2011；93：391-5.
15. Jacquet A, et al. Transpl Int 2011；24：582-7.
16. Sulikowski T, et al. Transplant Proc 2009；41：177-80.
17. Goncalves S, et al. Transplant Proc 2009；41：887-90.
18. Wagner MD, et al. J Urol. 2007；177：2250-4.
19. Ducloux D, et al, Nephrol Dial Transplant 1999；14：1244-6.
20. Hadimeri H, et al. Nephrol Dial Transpl 1997；12：1431-6.

2. ADPKD の腎移植における両側固有腎摘除術について

同時腎移植を伴う両側固有腎摘除術は，固有腎に関連する出血，感染症，癌などの合併症の発生率を低下させることが期待される．歴史的には固有腎の感染症の減少をもたらしたが[1]，固有腎に関連する合併症治療の向上によりそのニーズは減少しつつある．

両側腎摘除術は移植後合併症のリスク増加に関連するとの報告があり[2,3]，手術適応については，両側性の重度の腎嚢胞感染，両側性の症候性腎結石症，両側性の重度の出血，両側性の難治性疼痛，両側性の腎癌疑い，患者の希望が強い場合など，慎重に判断する必要がある．

◆ 引用文献

1. Bennett AH, et al. Surg Gynecol Obstet 1973；137：819-20.
2. Tyson MD, et al. J Urol 2013；190：2170-4.
3. Grodstein E, et al. Transplantation 2017；101：2774-9.

3. 鏡視下固有腎摘除術

Desai ら[1]によれば移植前 12 例，同時性 1 例に対して鏡視下腎摘除術を行い，開腹腎摘除術 14 例と比較している．手術時間は鏡視下のほうが有意に長いが (157 分 vs. 190 分)，輸血量 (1.3 単位 vs. 0.9 単位)，麻酔投与量 (320 mg vs. 221 mg)，術後の入院日数 (9.26 日 vs. 4.86 日) は鏡視下群のほうが有意に少なかった．腎移植と同時に両側鏡視下腎摘除術を行ったほかの少数例報告においても，10 例の平均手術時間が 4.4 時間 (平均腎重量 3,014 g，平均出血量 150 mL)[2]，4 例の平均手術時間 4.8 時間 (平均腎重量 1,582 g，平均出血量 338 mL)[3]と報告されていることから，症例を選べば十分鏡視下手術でも可能と考えられる．下大静脈損傷[4,5]，脾損傷[4]，腸管損傷[2,5]，肺梗塞[4]，後出血[2]といった重篤な合併症が報告されており，慎重な手術操作が必要とされる．また最近では，ADPKD に対するロボット支援腎移植手術も報告されている[6]．

◆ 文献検索

文献は PubMed (キーワード：ADPKD or autosomal dominant polycystic kidney disease, renal transplantation, nephrectomy) で，1987 年 1 月〜2019 年 10 月の期間で検索した．

◆ 引用文献

1. Desai MR, et al. BJU Int 2008；101：94-7.
2. Gill IS, et al. J Urol 2001；165：1093-8.
3. Jenkins MA, et al. Urology 2002；59：32-6.
4. Dunn MD, et al. Am J Kidney Dis 2000；35：720-5.
5. Bendavid Y, et al. Surg Endosc 2004；18：751-4.
6. Vignolini G, et al. J Endourol Case Rep 2018；4：124-8.

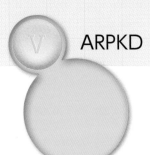

病因・病態生理

要　約

　常染色体劣性遺伝形式を示す遺伝性嚢胞性腎疾患で，集合管の拡張と胆管異形成および肝内門脈周囲線維化を含む肝病変を特徴とする．肝病変は一般的に単独では先天性肝線維症と呼ばれる臨床的概念であり，ductal plate malformationと呼ばれる組織像を伴う．染色体6p21.1-p12に存在する*PKHD1*の遺伝子バリアントが主な原因で，多彩な臨床像にもかかわらず大部分の症例で本遺伝子が原因である．PKD1，PKD2，ARPKDの3つのヒトPKDにおいて原因遺伝子蛋白が一次線毛とその関連構造物に関与していることが明らかにされ，一次線毛の構造異常や機能障害が疾患を引き起こすと推測されており，ARPKDとADPKDに共通の病態生理の理論的根拠となっている．

解説

　常染色体劣性遺伝形式を示す遺伝性嚢胞性腎疾患で，腎と肝に特徴的病理所見を認める．腎においては，集合管の拡張を特徴とする[a]．集合管上皮細胞は過形成を示し，腎の異形性はない．胎生早期に一過性に近位尿細管に嚢胞を認めるが，生後は確認できなくなる[a]．

　ARPKDの肝病変は胆管の異形成と肝内門脈周囲の線維化を含む肝の異常を特徴とする．ARPKDに合併する肝病変は一般的に単独では先天性肝線維症（congenital hepatic fibrosis：CHF）と呼ばれる臨床的概念であり，発生における肝内胆管形成異常であるductal plate malformation（DPM）と呼ばれる組織像を伴う[a]．CHFはARPKDに特異的なものではなく，種々の疾患においてみられる．一方，*PKHD1*遺伝子の変異がCHF単独の病変を呈することも示されている．

　染色体6p21.1-p12に存在する*PKHD1*の遺伝子変異が主な原因で，多彩な臨床像にもかかわらず大部分の症例で本遺伝子が原因であることが示されている[a)1,2)]．その遺伝子産物はファイブロシスチン（fibrocystin）またはポリダクチン（polyductin）と呼ばれ，細胞膜を1回貫通するレセプター様蛋白と推定される[a)1,2)]．

　近年の次世代シークエンサーの普及により，これまで考えられたよりも軽症のARPKDが相当数存在することが明らかになってきた．したがって，ARPKDは成人においても線維嚢胞性肝腎疾患において考慮すべき鑑別疾患である[3)]．さらに，多数の遺伝子を同時に検索することが可能となり，ARPKD類似の臨床像を呈する症例の原因遺伝子が多数存在することも明らかになっている[b)]．

　2017年に臨床的にARPKDを呈する4家系7症例において3q22.1-q23に存在する*DZIP1L*の遺伝子バリアントが同定され，第2のARPKDの原因遺伝子として報告された[3)]．本遺伝子も線毛関連遺伝子であり病態を考えるうえで興味深いが，本遺伝子のみをARPKDの新たな原因遺伝子とすることには議論のあるところであり，さらなる症例の蓄積が必要である[c)]．

　現時点において，*PKHD1*変異がARPKDを引き起こす発症機序の詳細は不明である．PKD1，PKD2，ARPKDの3つのヒトPKDにおいて原因遺

伝子蛋白が一次線毛とその関連構造物に関与していることが明らかにされ，一次線毛の構造異常や機能障害が疾患を引き起こすと推測されており，ARPKDとADPKDに共通の病態生理の理論的根拠となっている[a].

◆ 文献検索

検索はPubMed(キーワード：ARPKD or autosomal recessive polycystic kidney disease, definition, disease pathogenesis, etiology, pathophysiology)で，1987年1月から2018年9月の期間で検索した.

◆ 参考にした二次資料

a. Sweeney WE, et al. Childhood Polycystic kidney disease. In：Avner ED, Harmon WE, Niaudet P, Yoshikawa N, Emma F, Goldstein SL(eds). Pediatric Nephrology. 7th edition. Springer, p1103-53, 2016.

b. Bergmann C. Front Pediatr 2018；5：221. doi：10.3389/fped.2017.00221. eCollection 2017.

c. Sweeney WE, Avner ED. Polycystic Kidney Disease, Autosomal Recessive. 2001 Jul 19〔updated 2019 Feb 14〕. In：Adam MP, Ardinger HH, Pagon RA, Wallace SE, Bean LJH, Stephens K, Amemiya A,(eds). GeneReviews® 〔Internet〕. Seattle(WA)：University of Washington, Seattle, 1993-2019 (http://www.ncbi.nlm.nih.gov/books/NBK1326/).

◆ 引用文献

1. Ward CJ, et al. Nat Genet 2002；30：259-69.
2. Onuchic LF, et al. Am J Hum Genet 2002；70：1305-17.
3. Burgmaier K, et al. Sci Rep 2019；9：7919.
4. Lu H, et al. Nat Genet 2017；49：1025-34.

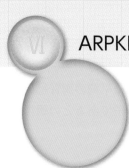# ARPKD：診断

症候学・症状・検査所見

要　約

　ARPKD の診断では超音波所見と，同胞の本疾患既往が重要である．嚢胞は通常小さく，嚢胞というより拡張が主であり，びまん性に存在するためぼこぼことした典型的嚢胞様低超音波像ではなく全体に高超音波輝度になるのが特徴的である．ARPKD の徴候は，妊娠第 2 期に超音波で明らかになることもあるが，通常は胎生第 30 週までは明らかでない．腎臓に嚢胞を形成する疾患は多数存在し，そのいずれもが鑑別診断となる．遺伝性嚢胞性腎疾患で鑑別すべき疾患としては，ADPKD が重要である．集合管の拡張が確認できず macrocyst のみを認める症例もあり，注意が必要である．進行した例では形態学的には ADPKD と鑑別困難な場合もある．これまで，大部分の ARPKD 患者は新生児期に症候を示すと考えられてきたが，乳児期およびそれ以降，腎腫大あるいは肝脾腫による腹部膨満により発見されることもある．

解説

1. 一般的な診断方法

　実際的には超音波所見と，同胞の本疾患既往が重要である．ARPKD の徴候が妊娠第 2 期に超音波で明らかになることもあるが，通常は胎生第 30 週までは明らかでない[a]．本疾患の嚢胞は通常小さく 4 mm 未満で microcyst と呼ぶ．肉眼で確認できるものは macrocyst（10 mm 以上）と呼ぶが，通常直径 2 cm 以下である．丸い嚢胞というより拡張が主であり，びまん性に存在するためぼこぼことした典型的嚢胞様低超音波像ではなく全体に高超音波輝度になるのが特徴的である．**表 1** に ARPKD における典型的な腎超音波所見を示す[b]．近年，高解像度の超音波装置により，病理組織で確認されるような集合管の拡張が超音波でも確認できるようになり診断に有用である．一方，そのような高解像度を備えた装置でも，集合管の拡張が確認できず macrocyst のみを認める症例もあり，注意が必要である．嚢胞形成が進行した例では形態学的には ADPKD と鑑別困難な場合も

ある．二次的に生じる羊水過少も参考所見となる．

2. 除外診断を要する場合

　腎臓に嚢胞を形成する疾患は多数存在し，そのいずれもが鑑別診断となる[a,c]．遺伝性嚢胞性腎疾患では，ADPKD が鑑別すべき疾患として重要である．ARPKD と ADPKD の鑑別ポイントを**表 2**[a]に示す．さらに，ARPKD と鑑別すべき疾患を**表 3**[c]に示す．

3. 遺伝子診断（詳細は後述）

　現在では原因遺伝子が同定されており，塩基配列を直接調べる方法による診断も可能である．次世代シークエンサーの普及により，ARPKD 様の臨床像を呈する症例の原因遺伝子を網羅的に解析することが可能となり，遺伝子診断の有用性が増している．出生前検査においても，塩基配列の直接解析によって可能である．

4. 診断基準

　確定的な診断基準は確立されていない．現在国際的によく使用されている診断基準を**表 4** に示す[a]．

5. 臨床的特徴・管理の実際

　ARPKD の臨床所見に関する文献のまとめを**表 5**

に示す[1~6]．過半数の ARPKD 患者は新生児期に症候を示す．羊水過少により生じる肺の低形成を伴う児はしばしば出生直後に死亡する（Potter 症候群）．胎児超音波により ARPKD が疑われれば，出生後の管理を念頭に置いて，NICU への入院が遅滞なく行えるように手配する．人工換気を含む文字どおりの集中治療を要する．腎機能が廃絶している場合は片側あるいは両側腎摘とともに腹膜透析カテーテルを挿入し，腹膜透析を施行する．生後早期の両腎摘出が中枢神経予後不良と関連する因子であるとの報告

表1　ARPKD における典型的な腎超音波像

パターン1	著明な腎腫大 全体の超音波輝度上昇 皮質髄質境界が消失 中心超音波像の消失 直径 2 cm 以下の嚢胞がみられる
パターン2	著明な腎腫大 主に髄質の超音波輝度上昇 直径 2 cm 以下の嚢胞がみられる
パターン3	中等度の腎腫大 髄質に限局した超音波輝度上昇 嚢胞はみられない

年長児においては，嚢胞の髄質局在（すなわち，超音波輝度上昇）が著明である（パターン2と3）．

（二次資料 b）から引用）

表2　ARPKD と ADPKD の鑑別ポイント

ARPKD と ADPKD の両者における主要徴候
腎腫大 高血圧 尿濃縮障害 無菌性濃尿
ADPKD よりも ARPKD を示唆する徴候
新生児発症 小児期末期腎不全進行 肝脾腫 門脈圧亢進と食道静脈瘤 細菌性胆管炎 家族歴なし
ARPKD よりも ADPKD を示唆する徴候
家族歴あり 腎外嚢胞 脳動脈瘤 無症候性経過 片側腎嚢胞 血尿 尿路感染症

（二次資料 a）から引用）

表3　ARPKD の鑑別疾患

疾患名	原因遺伝子	腎徴候	肝徴候	全身徴候	頻度
ARPKD	PKHD1	集合管の拡張	先天性肝線維症；カロリ病	なし	~1：20,000
ADPKD	PKD1；PKD2	全ネフロンの嚢胞	胆管嚢胞；先天性肝線維症（まれ）	あり（成人）	~1：1,000
ネフロン癆	NPHP1–NPHP16	皮髄境界の嚢胞	先天性肝線維症	あり/なし	~1：50,000
Joubert 症候群と関連疾患	BTS1–JBTS20	嚢胞性異形成；ネフロン癆	先天性肝線維症；カロリ病	あり	~1：100,000
Bardet–Biedl 症候群	BBS1–BBS18	嚢胞性異形成；ネフロン癆	先天性肝線維症	あり	~1：100,000
Meckel–Gruber 症候群	MKS1–MKS10	嚢胞性異形成	先天性肝線維症	あり	~1：140,000
Oral-facial-digital 症候群 I 型	OFD1	糸球体嚢胞	先天性肝線維症（まれ）	あり	~1：250,000
Glomerulocystic disease	PKD1；HNF1B；UMOD	腫大；正常；低形成腎	先天性肝線維症（PKD1 が原因の場合）	あり/なし	まれ
Jeune 症候群（asphyxiating thoracic dystrophy）	IFT80（ATD2）；DYNC2H1（ADT3）；ADT1，ADT4，ADT5	嚢胞性異形成	先天性肝線維症；カロリ病	あり	まれ
Renal-hepatic-pancreatic dysplasia（Ivemark II）	NPHP3；NEK8	嚢胞性異形成	管内胆管形成不全	あり	まれ
Zellweger 症候群	PEX1–3；5–6；10–11；13；14；16；19；26	皮質 microcysts	管内胆管形成不全	あり	まれ

（二次資料 c）から一部改変して引用）

（Burgmaier K, et al. J Am Soc Nephrol 2019：30：345A［abstract］）もあり，両腎摘後の重症低血圧との関連も示唆され，検討課題である．また，腹膜透析がうまく行えない場合，血液透析を選択せざるをえない．慢性肺疾患と腎不全を合併した複合障害では新生児期を乗り越えたとしても生命予後は悪く，

将来像を早期から医療者と家族で共有して治療方針を決定する必要がある．一方，乳児期およびそれ以降，腎腫大あるいは肝脾腫による腹部膨満により発見されることもある．

生命予後の改善と腎不全管理の進歩により，CHFに伴う門脈圧亢進症が問題となる症例が増加している．すなわち，幼少時の呼吸障害や腎機能障害を克服した年長児において，肝線維症と門脈圧亢進症がしばしば問題となる．北米のARPKD症例登録では中央値で 2.8 歳（25％〜75％，0.9〜4.7 歳）に門脈圧亢進症を認めたと報告されている[1]．食道静脈瘤，肝脾腫などの徴候に注意が必要で，食道静脈瘤破裂，脾機能亢進症による血小板減少，貧血，白血球減少をきたす．超音波による観察が非侵襲的で有用である．明らかな肝徴候を示す患者では，細菌性胆管炎が致命的になりうる合併症の 1 つであり，生後数週の患児の報告もある[a]．肝線維症の管理は関連専門

表4　ARPKD の診断基準

1. に加えて 2. の 1 項目以上を認める場合に ARPKD と診断する.

1. 皮髄境界が不明瞭で腫大し高輝度を示す典型的超音波画像所見
2. a) 両親に腎囊胞を認めない，特に 30 歳以上の場合
   b) 臨床所見，生化学検査，画像検査などにより確認される肝線維症
   c) ductal plate の異常を示す肝臓病理所見
   d) 病理学的に ARPKD と確認された同胞の存在
   e) 両親の近親婚

（二次資料 a）から引用）

表5　ARPKD の臨床所見

	Guay-Woodford et al[1]	Capisonda et al[2]	Zerres et al[3]	Kääriäinen et al[4]	Gagnadoux et al[5]	Roy et al[6]
観察期間	1990〜2002（12 年）	1990〜2000（10 年）	1987〜1993（6 年）	1974〜1983（9 年）	1962〜1986（24 年）	1950〜1993（43 年）
患者数	166	31	115	73（18 新生児期生存）	33	52
診断年齢	46％出生前 27％<1 月 11％ 1〜12 月 16％>1 年	32％出生前 23％<1 月 19％ 1〜12 月 26％>1 年	10％出生前 41％<1 月 23％ 1〜12 月 26％>1 年	72％<1 月 6％≦1 年 22％>1 年	33％<1 月 55％ 1〜18 月 12％ 6〜11 年	85％（44/52）≦1 年 15％（8/52）>1 年
低 Na 血症	26％	10％	6％（7/115）	33％（6/18）	NA	NA
発達遅延	24％<2 SD	―	25％<2 SD	6％（1/18）<2.5 SD	18％（6/33）4 SD	NA
腎機能	42％ GFR<3%（年齢相当）13％ ESRD	51％ GFR<80（mL/分/1.73 m²）16％ ESRD	72％ GFR<3%（年齢相当）10％ ESRD	82％（9/11）GFR<90（mL/分/1.73 m²）	42％（14/33）GFR<80（mL/分/1.73 m²）21％（7/33）ESRD	15 年で 33％ ESRD
高血圧	65％降圧剤	55％降圧剤	70％降圧剤	61％（11/18）降圧剤	76％（25/33）降圧剤	15 年で 60％降圧剤
門脈圧亢進	15％	37％	46％	11％（2/18）	39％（13/33）	23A（8/35）
生存率	1 年-79％ 5 年-75％	1 年-87％ 9 年-80％	1 年-94％（M）82％（F）3 年-94％（M）79％（F）	1 年-19％（14/73）	1 年-91％（30/33）	NA
乳児死亡	8％（1 カ月以降）	13％	9％（10/115）	22％（4/18）（1 カ月以降）	9％	26％（12/47）

（文献 1）より一部改変して引用）

医師と連携をとりながらの管理が望ましい．CHFにおいても拡張した肝内胆管が嚢胞様にみえることがある．

　高血圧は乳児およびそれ以降の小児期にしばしばみられ，唯一の症候のこともある．腎機能が正常な患者にもみられ，最終的にはほとんどすべての小児患者に認める．高血圧を積極的に治療しなければ心肥大，うっ血性心疾患へ進行しうる．

◆ 文献検索

　検索は PubMed(キーワード：ARPKD or autosomal recessive polycystic kidney disease, diagnosis, symptom)で，1987 年 1 月から 2018 年 9 月の期間で検索した．

◆ 参考にした二次資料

a. Sweeney WE, et al. Childhood Polycystic kidney disease. In：Avner ED, Harmon WE, Niaudet P, Yoshikawa N, Emma F, Goldstein SL(eds). Pediatric Nephrology, 7th edition. Springer, p1103-53, 2016.
b. Garel L. Sonography of renal cystic disease and dysplasia in infants and children. In：Brodehl J, EhrichJJ(eds). Pediatric Nephrology. Springer, p359-62, 1984.
c. Guay-Woodford LM, et al. J Pediatr 2014；165：611-7.

◆ 引用文献

1. Guay-Woodford LM, et al. Pediatrics 2003；111：1072-80.
2. Capisonda R, et al. Pediatr Nephrol 2003；18：119-26.
3. Zerres K, et al. Acta Paediatr 1996；85：437-45.
4. Kääriäinen H, et al. Pediatr Radiol 1988；18：45-50.
5. Gagnadoux MF, et al. Adv Nephrol Necker Hosp 1989；18：33-57.
6. Roy S, et al. Pediatr Nephrol 1997；11：302-6.

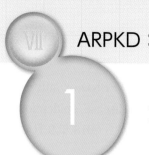

1 発生率・有病率・治療成績

要約

　ARPKD の頻度は，出生 10,000～40,000 人に 1 例と推測されている．今日，重症肺低形成を伴う新生児以外は長期生存が可能であることが明らかになっているが，今なお予後の評価は困難である．生後早期の乳児における疾患管理の改善と末期腎不全治療の進歩により，さらに今後予後が改善されることが期待される．

解説

　ARPKD の正確な頻度は不明である．報告されている頻度はさまざまな集団（剖検例や生存例），地域から報告されており，ばらつきが大きい[a]．文献から推定される頻度は，10,000～40,000 人に 1 例である[a～c)1]．遺伝子変異保持者の頻度は約 1/70 と報告されている[b]．典型的な常染色体劣性型遺伝形式を示し，男女差はない．以前は乳児型と呼ばれることがあったが，実際は乳児期以降においても発見されるので，この言葉は使用されなくなりつつある．同胞が本疾患であった場合，次子が本疾患である確率は 1/4 である．ARPKD の家系において，罹患していない子が変異遺伝子のキャリアである確率は 2/3 である．

　北米では 1990 年以降，全国的症例登録がなされている[2]．しかし，生後 24 時間以内に死亡する症例の把握は困難であり，正確な出生頻度や死亡率の評価は不可能である．登録症例の大部分は白人であるが，黒人やその他の人種にもみられる．わが国における頻度が欧米と同じかどうかは不明である．

　今日，重症肺低形成を伴う新生児以外は長期生存が可能であることが明らかになっているが，今なお予後の評価は困難である．近年，Bergmann らは生後 1 カ月間生存した症例について，生後 5 年の腎生存率が 86％，10 年で 71％，20 年で 42％と報告している[3]．北米における 1990 年以降に出生した 153 例における生存率を**表 1**に示す[2]．生後 1 カ月間の死亡率が最も高く，全死亡症例 36 例中 21 例（58％）がこの期間に死亡している．生後早期の乳児における疾患管理の改善と末期腎不全治療の進歩により，さらに今後予後が改善されることが期待される．

　上述の北米症例における予後因子の解析結果を**表 2**に示す[2]．新生児期人工換気の施行，診断年齢，慢性腎障害が死亡の予後規定因子であった．門脈圧亢進症のハザード比は大きく，重要な予後規定因子と考えられたが，有意ではなかった．その原因として，門脈圧亢進症を呈した症例が少なかったためと考察されている．

　近年の欧州を中心とする ARPKD のレジストリー（ARegPKD）症例の解析によると，385 例のうち 36

表 1　ARPKD の生存率（1990 年以降出生）

期間	生存率（%）±標準誤差
30 日	85.8±2.9
1 年	78.6±3.4
5 年	74.6±4.0
30 日以降生存症例のみ	
1 年	91.7±2.5
5 年	87.0±3.6

（文献 2）より一部改変して引用）

表 2　多変量解析による ARPKD 死亡における予後因子

因子	ハザード比(95%信頼区間)
診断年齢	0.29(0.11〜0.71)
性別(女)	1.02(0.51〜2.01)
高血圧	0.76(0.31〜1.88)
慢性腎障害	2.43(1.11〜5.33)
門脈圧亢進症	5.87(0.98〜35.10)

人工換気施行の因子は新生児期の死亡に強く影響しているのでこのモデルからは除外してある(ハザード比39.80, 95%信頼区間9.52〜166.44).

(文献2)より一部改変して引用)

例(9.4%)が生後1年以内で透析を開始され,羊水過少または無羊水,出生前の腎腫大,低アプガースコア,出生後の呼吸管理の必要性が,生後1年以内に透析を必要とする危険因子であった[4].

◆ 文献検索

検索は PubMed(キーワード:ARPKD or autosomal recessive polycystic kidney disease, epidemiology, prognosis)で,1987年1月から2018年9月の期間で検索した.

◆ 参考にした二次資料

a. Sweeney WE, et al. Childhood Polycystic kidney disease. In:Avner ED, Harmon WE, Niaudet P, Yoshikawa N, Emma F, Goldstein SL(eds). Pediatric Nephrology. 7th edition. Springer, p1103-53, 2016.
b. Zerres K, et al. J Mol Med(Berl)1998;76:303-9.
c. Lonergan GJ, et al. Radiographics 2000;20:837-55.

◆ 引用文献

1. Zerres K, et al. Am J Med Genet 1998;76:137-44.
2. Guay-Woodford LM, et al. Pediatrics 2003;111:1072-80.
3. Bergmann C, et al. Kidney Int 2005;67:829-48.
4. Burgmaier K, et al. J Pediatr 2018;199:22-8.

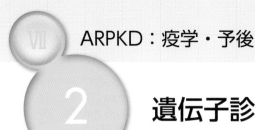

ARPKD：疫学・予後

2 遺伝子診断

要　約

　ARPKD は単一遺伝子疾患であり，遺伝子診断に適している．しかし，典型例における診断は，遺伝子解析を実施しなくても可能である．一方，軽症例や非典型例では診断が困難であり，遺伝子解析による正確な診断の価値が高い．また，典型例の家系においても出生前診断や着床前診断においては遺伝子解析が不可欠であり，その実施をオプションとして提示できる環境の確立が望まれる．

解説

　2002 年に 2 つのグループから独立して ARPKD の原因遺伝子 *PKHD1* が同定された[1,2]．それにより，直接塩基配列を調べることにより診断可能となった．これまでに，いくつかのまとまった症例数の遺伝子解析結果の報告がなされている[a]．Sanger 法のみ[3~5]でなく，SSCP[6]，DHPLC[7~13]，MLPA[14,15]などにより，効率的に変異が同定される努力がなされてきた．これらの報告では，アレルベースで47~87％の変異同定率であった．次世代シークエンサーの登場により，その応用が ARPKD の解析においても威力を発揮すると考えられる[16~19]．実際，次世代シークエンサーの普及により，これまで考えられたよりも軽症の ARPKD が相当数存在することが明らかになってきた．さらに，多数の遺伝子を同時に検索することが可能となり，ARPKD 類似の臨床像を呈する症例の原因遺伝子が多数存在することも明らかになっている[c]．

　2017 年に臨床的に ARPKD を呈する 4 家系 7 症例において 3q22.1-q23 に存在する *DZIP1L* の遺伝子バリアントが同定され，第 2 の ARPKD の原因遺伝子として報告された[20]．本遺伝子も線毛関連遺伝子であり病態を考えるうえで興味深いが，本遺伝子のみを ARPKD の新たな原因遺伝子とすることには議論のあるところであり，さらなる症例の蓄積が必要である[b]．

　先に同胞において診断がされている症例，典型例における診断においては，遺伝子解析は必須ではない．しかし，次子の出生前診断，着床前診断には不可欠である[21~26]．一方，非典型例では診断確定のために遺伝子解析は有用であり，推奨される．

　これまでのところ，遺伝子変異の種類と臨床像の関係についての検討では，一定の傾向がみられるものの，その情報の有用性に関しては限定的である[27,28]．周産期あるいは生後早期に死亡する重症例においては，大部分両アレルに切断型変異を有する．一方，新生児期を乗り越えて生存する軽症例では，少なくとも片方のアレルにミスセンス変異を有する．しかしながら，両アレルがミスセンス変異であっても重症例もあり，一方のアレルにミスセンス変異を有する場合が必ずしも軽症というわけではない．さらに最近，両アレルに切断型ホモ変異を有する独立した 4 家系において，軽症患者が確認された[29]．これらの症例では複雑な転写効率の変化が確認され，選択的スプライシングパターンが異なる蛋白間の量的および時間的バランスの違いが，患者の表現型を決定すると推測されている．また，家系内における重症度のばらつきも示されており，修飾遺伝子の存在などが推定されている．複合ヘテロ変異

が大部分を占めることも遺伝子変異の種類と臨床像の関係を不明瞭にしている要因の1つである.

◆ 文献検索

　検索はPubMed（キーワード：pkhd1 AND (genetic analysis OR mutation)）で，1987年1月から2018年9月の期間で検索した．検索された論文のうち重要と考えられる文献をハンドサーチで選定した．さらに，検索されなかった論文でも重要と考えられる文献は適宜追加した.

◆ 参考にした二次資料

a. Sweeney WE Jr, et al. Pediatr Nephrol 2011；26：675-92.
b. Sweeney WE, Avner ED. Polycystic Kidney Disease, Autosomal Recessive. 2001 Jul 19 [updated 2014 Mar 06]. In：Pagon RA, Adam MP, Ardinger HH, Wallace SE, Amemiya A, Bean LJH, Bird TD, Fong CT, Mefford HC, Smith RJH, Stephens K, editors. GeneReviews® [Internet]. Seattle (WA)：University of Washington, Seattle；1993-2016. (http://www.ncbi.nlm.nih.gov/books/NBK1326/PubMed PMID：20301501.).
c. Bergmann C. Front Pediatr 2018；5：221. doi：10.3389/fped.2017.00221. eCollection 2017.

◆ 引用文献

1. Ward CJ, et al. Nat Genet 2002；30：259-69.
2. Onuchic LF, et al. Am J Hum Genet 2002；70：1305-17.
3. Gunay-Aygun M, et al. Mol Genet Metab 2010；99：160-73.
4. Denamur E, et al. Kidney Int 2010；77：350-8.
5. Krall P, et al. Pediatr Nephrol 2014；29：223-34.
6. Bergmann C, et al. J Am Soc Nephrol 2003；14：76-89.
7. Rossetti S, et al. Kidney Int 2003；64：391-403.
8. Furu L, et al. J Am Soc Nephrol 2003；14：2004-14.
9. Bergmann C, et al. Hum Mutat 2004；23：487-95.
10. Bergmann C, et al. Kidney Int 2005；67：829-48.
11. Sharp AM, et al. J Med Genet 2005；42：336-49.
12. Bergmann C, et al. J Med Genet 2005；42：e63.
13. Adeva M, et al. Medicine (Baltimore) 2006；85：1-21.
14. Losekoot M, et al. Hum Genet 2005；118：185-206.
15. Zvereff V, et al. Genet Test Mol Biomarkers 2010；14：505-10.
16. Zhang D, et al. Chin Med J (Engl) 2012；125：2482-6.
17. Hao X, et al. PLoS One 2014；9：e92661.
18. Xu Y, et al. Gene 2014；551：33-8.
19. Tavira B, et al. Gene 2015；561：165-9.
20. Lu H, et al. Nat Genet 2017；49：1025-34.
21. Zerres K, et al. Am J Med Genet 1998；76：137-44.
22. Sgro M, et al. Ultrasound Obstet Gynecol 2004；23：73-6.
23. Zerres K, et al. Clin Genet 2004；66：53-7.
24. Gigarel N, et al. Reprod Biomed Online 2008；16：152-8.
25. Lau EC, et al. J Assist Reprod Genet 2010；27：397-407.
26. Jang DG, et al. J Obstet Gynaecol Res 2011；37：1744-7.
27. Bergmann C, et al. Hum Mutat 2004；23：453-63.
28. Rossetti S, et al. J Am Soc Nephrol 2007；18：1374-80.
29. Frank V, et al. Clin J Am Soc Nephrol 2014；9：1729-36.

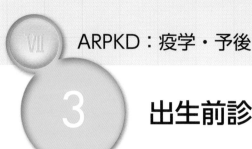

VII ARPKD：疫学・予後

3 出生前診断

要 約

　生後早期に重篤な徴候を示すことが多い ARPKD において，出生前診断はその後の管理上有用である．広義の出生前診断は，胎児超音波や胎児 MRI も含まれ，周産期医療の現状を考慮すると，必要時にこれらを実施することの臨床的意義は大きい．しかし，超音波などの画像診断ではその精度が低く，通常 ARPKD の囊胞は胎生第 30 週までは明らかでない．ARPKD における遺伝子解析による出生前診断は技術的には確立しており，先の同胞において ARPKD と診断されている場合その実施が考慮される．

解説

　ARPKD は単一遺伝子疾患であり，その有用性を考えると出生前診断が考慮される[a]．

　広義の出生前診断は，胎児超音波や胎児 MRI も含まれ，周産期医療の現状を考慮すると必要時にこれらを実施することの臨床的意義は大きい．しかし，超音波などの画像診断ではその精度が低く，通常 ARPKD の囊胞は胎生第 30 週までは明らかでない．同胞が ARPKD と診断されている場合，直接塩基決定[1]による出生前診断も有用でありその実施が考慮される．ARPKD は単一遺伝子が原因であることが判明しており[2]，これらの方法はよい適応であるため積極的に取り組まれることが望まれる．さらに，着床前診断法も確立されており[3]，倫理，実施体制，コストなど解決すべき課題は多いが，妊娠中絶を回避し健児を得るという観点からも今後検討すべき方法である．

◆ 文献検索

　検索は PubMed（キーワード：ARPKD and ["prenatal diagnosis" or "antenatal diagnosis"]，Humans）で，1987 年 1 月から 2018 年 9 月の期間で検索した．文献には検索に加えて重要と思われる論文を加えた．

◆ 参考にした二次資料

a．Guay-Woodford LM, et al. J Pediatr 2014；165：611-7.

◆ 引用文献

1．Zerres K, et al. Clin Genet 2004；66：53-7.
2．Guay-Woodford LM, et al. Am J Hum Genet 1995；56：1101-7.
3．Gigarel N, et al. Reprod Biomed Online 2008；16：152-8.

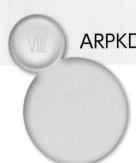

治 療

要 約

　乳児期から高血圧を呈することが多く，アンジオテンシン変換酵素阻害薬やアンジオテンシン受容体拮抗薬を中心とした降圧療法を行う．多剤併用療法を要することも多い．末期腎不全に至った場合，児に適した腎代替療法(血液透析，腹膜透析，腎移植)を選択する．腹膜透析を施行する際，呼吸状態の改善のため，あるいは栄養摂取や透析のための腹腔内容量の確保を目的として片側または両側の腎摘出が必要な場合がある．生活の質や成長発達の面からは腎移植が最も勧められるが，治療方針を決定するうえで肝合併症の評価が非常に重要である．反復性胆管炎または門脈圧亢進症の重大な合併症(出血コントロール困難な食道静脈瘤，難治性腹水，肝肺症候群など)を有する末期腎不全例は肝腎移植の適応と考えられる．

解説

1. 胎児期～出生時

　胎児エコーで ARPKD が疑われた場合，2～3 週ごとに超音波で腎サイズと羊水量をモニターする必要がある[1]．羊水過少に対する羊水補充療法の有用性は明確ではない[2]．分娩は NICU 管理と腎代替療法の管理が可能な施設で行うべきである．蘇生や透析の施行に関して事前に家族と十分話し合っておく必要がある．

2. 新生児期

　出生後，児の呼吸状態を評価し，必要に応じて人工呼吸管理を行う．適宜電解質異常(低 Na 血症など)の補正や高血圧に対する降圧療法を行う．新生児期はアンジオテンシン変換酵素阻害薬やアンジオテンシン受容体拮抗薬による急性腎障害に特に留意する必要がある．末期腎不全に至った児では血液透析または腹膜透析が必要となるが，通常後者が選択される．呼吸状態の改善のため，あるいは栄養摂取や透析のための腹腔内容量の確保を目的として片側または両側の腎摘出が必要な場合がある[3]．

3. 乳児期～小児期

(1) 慢性腎臓病に対する治療

　慢性腎臓病の一般的な管理を行う．特に高血圧の頻度が高く，アンジオテンシン変換酵素阻害薬やアンジオテンシン受容体拮抗薬を中心とした降圧療法を行う[4]．高血圧のコントロールは困難で，Ca 拮抗薬を含めた多剤併用療法を要することが多い．尿細管径の調節に細胞内への Ca 流入が関与するとされており，Ca 拮抗薬は理論的に囊胞形成を助長する可能性があるが，臨床的に証明はされていない[4]．降圧目標に関する明確なエビデンスは存在しないが，他の慢性腎臓病と同様，血圧の基準値を参考に(表1)[5]，患者に応じた血圧管理を行う．

(2) 肝合併症に対する治療

　胆管炎に対しては抗菌薬による治療を行う．小児の胆管炎では腹痛，黄疸，肝胆道系酵素の上昇といった典型的所見を伴わないことも多く，他に熱源のない ARPKD 患者の発熱では常に胆管炎を鑑別診断に挙げ，治療を行う必要がある．反復性胆管炎に対しては抗菌薬の予防投与を考慮する．食道静脈瘤に対しては内視鏡的結紮術や β 遮断薬の投与が行わ

表1　小児の血圧基準値（50パーセンタイル身長の血圧基準値 [mmHg]）

年齢	男児			女児		
（歳）	90th	95th	99th	90th	95th	99th
1	99/52	103/56	110/64	100/54	104/58	111/65
2	102/57	106/61	113/69	101/59	105/63	112/70
3	105/61	109/65	116/73	103/63	107/67	114/74
4	107/65	111/69	118/77	104/66	108/70	115/77
5	108/68	112/72	120/80	106/68	110/72	117/79
6	110/70	114/74	121/82	108/70	111/74	119/81
7	111/72	115/76	122/84	109/71	113/75	120/82
8	112/73	116/78	123/86	111/72	115/76	122/83
9	114/75	118/79	125/87	113/73	117/77	124/84
10	115/75	119/80	127/88	115/74	119/78	126/86
11	117/76	121/80	129/88	117/75	121/79	128/87
12	120/76	123/81	131/89	119/76	123/80	130/88
13	122/77	126/81	133/89	121/77	124/81	132/89
14	125/78	128/82	136/90	122/78	126/82	133/90
15	127/79	131/83	138/91	123/79	127/83	134/91
16	130/80	134/84	141/92	124/80	128/84	135/91
17	132/82	136/87	143/94	125/80	129/84	136/91

（文献5）より引用改変）

れる[1]．腎機能が保たれていれば門脈−下大静脈シャントも選択肢となるが，本邦では保険適用外であり，また末期腎不全患者の場合は肝性脳症のリスクがあり推奨されない[1,6]．

(3) 末期腎不全に対する治療

　腎代替療法には血液透析，腹膜透析，腎移植があり，児に適した治療法を選択する．乳幼児の透析療法に関しては，バスキュラーアクセスや生活の質などの点からほとんどの場合腹膜透析が選択される．腹膜透析導入の際，上述のように腹腔内容量を確保するために片側または両側の腎摘出が必要になる場合がある．乳幼児においては積極的に経管栄養を考慮する必要がある[7]．

　生活の質や成長発達の面からは腎移植が最も勧められるが，治療方針を決定するうえで肝合併症の評価が非常に重要である．門脈圧亢進症による脾腫・汎血球減少がある場合，出血，感染症のリスクや，副作用を考慮して免疫抑制薬を減量することがあるが，その場合は拒絶反応などのリスクが生じる[8,9]．このため，腎移植の前に脾臓摘出（脾摘）を施行することが考慮される[10,11]．脾摘の際には肺炎球菌ワクチン，インフルエンザ菌b型ワクチン，髄膜炎菌ワクチンを接種し，脾摘後の overwhelming post-splenectomy infection に留意する必要があ

る[12,13]．腎移植の際は，増大した固有腎の圧迫による移植腎の血流障害などを防ぐために固有腎摘出が必要な場合がある．

　ARPKD では肝機能は正常に保たれることが多く，肝不全のために肝移植が必要になることは少ない．一方，ARPKD の腎単独移植後の主な死因として敗血症，特に胆管炎が報告されている[10,14]．現時点では，肝腎移植の適応は反復性胆管炎または門脈圧亢進症の重大な合併症（出血コントロール困難な食道静脈瘤，難治性腹水，肝肺症候群など）を有する末期腎不全例と考えられている[15~17]．肝腎移植を同時に行うのか二期的に行うのかについての明確な指針は存在しないが，海外の肝腎同時移植は基本的に脳死ドナーから行われていることに留意する必要がある[18,19]．わが国においては生体肝腎移植が主体であり，同時移植におけるドナー，レシピエントへの負担を考慮する必要がある[20,21]．

　肝腎移植の生存率は腎単独移植と遜色ないとする報告もあるが[18,22]，欧州の ARPKD のレジストリーデータでは肝腎移植が腎単独移植に比べて有意に死亡率が高かった[23]．わが国においては脳死ドナーによる臓器提供が非常に少ないことも考慮し，肝腎移植の適応を個々の症例に応じて慎重に決定する必要がある．

◆ 文献検索

検索は PubMed(キーワード：ARPKD or autosomal recessive polycystic kidney disease, management, treatment, hypertension, antihypertensive, dialysis, transplantation)で，1987 年 1 月から 2018 年 9 月の期間で検索した．

◆ 引用文献

1. Guay-Woodford LM, et al. J Pediatr 2014；165：611-7.
2. Klaassen I, et al. Nephrol Dial Transplant 2007；22：432-9.
3. Hartung EA, et al. Pediatrics 2014；134：e833-45.
4. Buscher R, et al. Pediatr Nephrol 2014；29：1915-25.
5. National High Blood Pressure Education Program Working Group on High Blood Pressure in Children and Adolescents. Pediatrics 2004；114(2 Suppl 4th Report)：555-76.
6. Tsimaratos M, et al. Pediatr Nephrol 2000；14：856-8.
7. Beaunoyer M, et al. Pediatr Transplant 2007；11：267-71.
8. Parfrey PS. Kidney Int 2005；67：1638-48.
9. Chandar J, et al. Pediatr Nephrol 2015；30：1233-42.
10. Khan K, et al. Am J Transplant 2002；2：360-5.
11. 水谷 誠, 他. 日児腎誌 2010；23：123-7.
12. Price VE, et al. Pediatr Blood Cancer 2006；46：597-603.
13. Sinwar PD. Int J Surg 2014；12：1314-6.
14. Davis ID, et al. Pediatr Transplant 2003；7：364-9.
15. Telega G, et al. Pediatr Transplant 2013；17：328-35.
16. Shneider BL, et al. Pediatr Transplant 2005；9：634-9.
17. Guay-Woodford LM. J Pediatr Genet 2014；3：89-101.
18. Jalanko H, et al. Pediatr Nephrol 2014；29：805-14.
19. Buscher R, et al. Pediatr Transplant 2015；19：858-65.
20. Grenda R, et al. Pediatr Nephrol 2018；33：2227-37.
21. 苗代有鈴, 他. 日児誌 2017；121：1846-51.
22. Millan MT, et al. Transplantation 2003；76：1458-63.
23. Mekahli D, et al. Am J Kidney Dis 2016；68：782-8.

エビデンスに基づく多発性嚢胞腎（PKD）診療ガイドライン 2020

定　価	本体 3,200 円＋税
発　行	2020 年 8 月 25 日　第 1 刷発行
監　修	成田一衛・新潟大学医歯学系腎・膠原病内科学
編　集	厚生労働科学研究費補助金難治性疾患等政策研究事業（難治性疾患政策研究事業）難治性腎障害に関する調査研究班

発行者　　株式会社 東京医学社
　　　　　代表取締役 蒲原 一夫
　　　　　〒 101-0051　東京都千代田区神田神保町 2-40-5
　　　　　　　　　編集部　TEL 03-3237-9111　販売部　TEL 03-3265-3551
　　　　　　　　　URL：https://www.tokyo-igakusha.co.jp　E-mail：info@tokyo-igakusha.co.jp

印刷・製本　三報社印刷 株式会社
本書に掲載する著作物の複製権・翻訳権・上映権・譲渡権・公衆送信権（送信可能化権を含む）は（株）東京医学社が保有します。
ISBN 978-4-88563-724-7
乱丁，落丁などがございましたら，お取り替えいたします。
正誤表を作成した場合はホームページに掲載します。